TERAPIA ZEN

DR. MARK EPSTEIN

TERAPIA
ZEN

Quando a **psicologia** e o **budismo** se encontram no divã

Tradução
Elisa Nazarian

VESTÍGIO

Copyright © 2022 Mark Epstein

Título original: *The Zen of Therapy: Uncovering a Hidden Kindness in Life*

Esta edição é publicada mediante acordo com Anne Edelstein Literary Agency LLC, New York c/o Ayesha Pande Literary Agency através da Villas Boas & Moss Agência Literária, Rio de Janeiro.

Todos os direitos reservados pela Editora Vestígio. Nenhuma parte desta publicação poderá ser reproduzida, seja por meios mecânicos, eletrônicos, seja via cópia xerográfica, sem a autorização prévia da Editora.

DIREÇÃO EDITORIAL
Arnaud Vin

EDITORA RESPONSÁVEL
E PREPARAÇÃO DE TEXTO
Bia Nunes de Sousa

REVISÃO
Rosi Ribeiro Melo
Julia Sousa

CAPA
Diogo Droschi
(sobre imagens de Sachin Adsul / Shutterstock e StudioJInc / istock)

DIAGRAMAÇÃO
Waldênia Alvarenga

Dados Internacionais de Catalogação na Publicação (CIP)
Câmara Brasileira do Livro, SP, Brasil

Epstein, Mark
 Terapia Zen : quando a psicologia e o budismo se encontram no divã / Mark Epstein ; tradução Elisa Nazarian. -- São Paulo : Vestígio, 2022.

 Título original: *The Zen of Therapy: Uncovering a Hidden Kindness in Life*.
 ISBN 978-65-86551-80-8

 1. Budismo e psicanálise 2. Psicoterapia - Aspectos religiosos - Budismo I. Título.

22-110250   CDD-294.33615

Índices para catálogo sistemático:
1. Budismo e psicanálise 294.33615

Eliete Marques da Silva - Bibliotecária - CRB-8/9380

A **VESTÍGIO** É UMA EDITORA DO **GRUPO AUTÊNTICA**

São Paulo
Av. Paulista, 2.073 . Conjunto Nacional
Horsa I . Sala 309 . Cerqueira César
01311-940 . São Paulo . SP
Tel.: (55 11) 3034 4468

Belo Horizonte
Rua Carlos Turner, 420
Silveira . 31140-520
Belo Horizonte . MG
Tel.: (55 31) 3465 4500

www.editoravestigio.com.br
SAC: atendimentoleitor@grupoautentica.com.br

Para Arlene, Sonia e Will.

Um monge perguntou: "Qual é a mensagem dos anciãos?".
O Mestre disse: "Ouça com atenção! Ouça com atenção!".

CHAO-CHOU, "Recorded Sayings", #220

NOTA DO AUTOR

Para proteger a privacidade dos pacientes, mudei os nomes deles e outros detalhes identificadores, mas as particularidades das sessões de psicoterapia constam da maneira mais fiel possível a como aconteceram. Todos os pacientes leram e aprovaram o material baseado em suas sessões.

Introdução 13

PARTE UM
Penetrando na mística 27
1. Paz interior 29
2. O caminho da investigação 51

PARTE DOIS
Um ano de terapia 65
3. Inverno 67
   Apego 72
4. Primavera 115
   Mindfulness 121
5. Verão 159
   Insight 164
6. Outono 211
   Agressão 219

PARTE TRÊS
A passagem para a unicidade 267
7. Benevolência 269

Agradecimentos 293
Notas 295

INTRODUÇÃO

Antes de sua iluminação, o Buda era protegido por seu pai para que jamais visse a velhice, a doença e a morte, após o inesperado falecimento de sua mãe, uma semana após seu nascimento. Décadas depois, ao se casar e ter seu próprio filho, ele enfim deparou-se com uma pessoa doente, com um velho e com um cadáver. Reagindo com horror, rapidamente replicou seu trauma de infância e abandonou a própria família amorosa, buscando a liberdade (ou fuga) através das atividades espirituais disponíveis em sua época. Após passar vários anos na floresta à procura de uma ajuda significativa, o Buda voltou-se à prática da mortificação como veículo para o despertar que ansiava havia tanto tempo. Na antiga Índia, já existia uma forte tradição ascética, e o aspirante a Buda, em sua busca incessante por paz interior, viu na austeridade o método mais seguro para se desprender de seu corpo e de sua alma, humanos demais.

Tomado pelo desgosto e por uma aversão a si próprio, como acontece com muitas pessoas em nossa era, que se odeiam ou estão constrangidas pela vergonha, ele tentou durante um bom tempo desligar-se de si mesmo renunciando deliberadamente a todas as formas de prazer. Saiu-se melhor nisto do que qualquer um até que, à beira da autoextinção (muito como os que hoje sofrem de anorexia, passando fome trágica e heroicamente, até que os órgãos comecem a falhar), desconfiou de que algo estava errado com sua postura básica. Uma lembrança inesperada veio-lhe à mente: ele mesmo, enquanto menino, sentado com alegria debaixo de um jambeiro, enquanto seu pai arava o campo à distância. Ficou comovido com a lembrança, mas surpreso com o desconforto que ela o fez sentir. Percebeu que tinha medo de algo trazido pela recordação, medo da alegria que sentira um dia. *Por quê?*, perguntou-se. Por que a lembrança viera naquele exato momento, e por que fez com que sentisse medo? Uma resposta veio-lhe à mente de modo espontâneo, um exemplo prematuro do poder da livre associação.

Percebeu que andara buscando felicidade e liberdade fora de si mesmo, quando, talvez, apenas talvez, aquilo já estivesse dentro dele, da maneira como estava sob o jambeiro quando ele era menino. Essa possibilidade perturbou-o e ele começou a pensar nisso a sério. "Talvez esteja lidando com isso de um jeito totalmente errado", pensou.[1] "Talvez esteja tentando dizer algo a mim mesmo. Será que a iluminação que procuro está nessa direção, voltada para a lembrança da alegria da minha infância? Isto iria contra tudo que andei pensando, tudo que já pensei. É por isso que a alegria me assusta; ela me força a repensar toda a minha orientação." Saboreando a lembrança e iluminado por esse novo entendimento, o Buda percebeu que com seu corpo tão enfraquecido não haveria como manter uma sensação tão prazerosa. Concluiu que, se fosse para levar a sério tal constatação, seria melhor achar algo para comer.

Nesse momento, uma jovem chamada Sujata, de uma aldeia vizinha, aproximou-se dele trazendo uma vasilha dourada contendo mingau de arroz. Era um caso de confusão de identidade. Na verdade, ela estava levando sua oferenda para um espírito de uma árvore local, pois acreditava que a tinha ajudado a conceber um bebê. Sua criada estivera na floresta mais cedo e vira o enfraquecido Buda definhando sob a própria figueira cujo espírito sua patroa havia aplacado anteriormente. Correu de volta à aldeia para, com grande entusiasmo, contar a Sujata o que vira. Sujata partiu na mesma hora, empolgada por poder agradecer pessoalmente à divindade. Confundindo o debilitado Buda com seu venerado espírito, ela o alimentou, trouxe-o de volta à vida e, sem saber, deu-lhe a força para continuar sua missão. O arroz ao leite era tão nutritivo que dizem que o sustentou pelos 49 dias seguintes, intervalo crítico em que ele realizou o trabalho interno necessário para sua iluminação. Penso nesses 49 dias como uma espécie de período limítrofe na vida do Buda, uma época de intensa terapia em que conseguiu dar um sentido ao seu passado e penetrar em seu futuro, tornando-se a pessoa que deveria ser.

Claro, Sujata não fazia ideia de quem era de fato o Buda ou quem ele se tornaria, mas tomada de gratidão por ter dado à luz pouco tempo antes, alimentou a alma faminta que surgira em suas imediações. Não existe registro da conversa entre eles, mas ao que parece o Buda segurou a vasilha dourada por um tempo, usando-a, enfim, como uma espécie de talismã para verificar se agora ele estava no caminho certo. Algum tempo depois, jogando a vasilha em um rio próximo, ele declarou para si mesmo, segundo um relato antigo, que, se a vasilha flutuasse rio acima, contra a correnteza, seria um sinal de que a mudança do seu coração estava certa. Ela flutuou rio acima, antes de ir a fundo, pousando sobre as vasilhas de três Budas anteriores, tendo os três recebido um alimento crucial no mesmo lugar. O som do clangor das vasilhas acordou uma *naga* local, ou serpente-rei, que vivia no fundo do rio, inteirando-se de que estava surgindo um novo Buda. Essa cobra, a meu ver, representa o submundo, a energia inconsciente que o Buda agora potencializava para usar em seu despertar.

Penso nesse encontro do acaso entre Sujata e o Buda como uma metáfora para a psicoterapia. O simbolismo é impressionante. O Buda, como a maioria das pessoas que busca a terapia, teve a sensação de que estava fazendo algo errado; que, de certo modo, estava se impedindo de prosseguir. A estratégia de enfrentamento que ele havia desenvolvido para lidar com o próprio trauma não estava, de fato, funcionando; em certo sentido, ela só perpetuava as próprias sensações de carência que ele lutava para eliminar. Tendo deixado a esposa e o filho, com a ideia equivocada de que a renúncia ao entrelaçamento mundano fosse fundamental para seu progresso espiritual, não conseguiu prosseguir sem restabelecer os vínculos dos quais havia se desligado. Esses vínculos eram tanto internos quanto externos. Precisou se lembrar da alegria da infância e precisou se alimentar, por assim dizer, no seio de Sujata, dois acontecimentos críticos que, a meu ver, eram evocativos do trauma da morte de sua mãe, sete dias após seu nascimento. Sem a recuperação de sua natureza relacional, o Buda jamais poderia ter despertado; ele se extenuaria em uma busca heroica de autonegação. Sujata, como "amiga espiritual" do Buda, deu de si, como mãe recente que era, sem ao menos saber o quanto sua contribuição seria significativa. E o Buda, impelido pela recuperação de sua lembrança e alimentado pela oferenda agradecida de Sujata, por fim, colocou-se no caminho certo.

Quando estou no meu melhor, vejo a psicoterapia sob a mesma luz. Muitas pessoas que vêm à terapia estão desgostosas consigo mesmas por um ou outro motivo. Esse desgosto pode assumir várias formas: vergonha, medo, ansiedade, ou sentimentos de desmerecimento, são expressões comuns, mas as possibilidades são infinitas. Algumas pessoas chegam a desenvolver o que é chamado de "disposição reativa", e parecem o oposto de desgostosas. Surgem como se fossem orgulhosas ou prepotentes, avessas a admitir erros ou inseguranças, mas com frequência estão apenas se escorando, criando uma falsa aparência para mascarar suas vulnerabilidades e lá no fundo estão incomodadas por saber que não estão sendo verdadeiras.

Em comum com todas essas variantes está uma dificuldade com a vida emocional. As emoções são ameaçadoras. Elas se movem por vias nervosas que são mais rápidas do que o pensamento; podem nos pegar de surpresa e oprimir as defesas mentais que construímos com tanto cuidado.

Por sua própria natureza, as emoções estão fora do nosso controle. Em nossos esforços por nos adequar e corresponder a todas as exigências que nos são colocadas conforme amadurecemos, a vida emocional, com frequência, recebe pouca atenção. Aprendemos a sufocar sentimentos que se interpõem a uma adequação "saudável" e negamos aqueles que desafiam as identidades que construímos para conviver bem no mundo. Superficialmente, as coisas podem parecer bem, mas no íntimo o resultado é confusão e conflito. O indivíduo que apresentamos ao mundo e o que reside dentro de nós nem sempre estão alinhados.

Na história do Buda, seu esforço para se isolar de sua experiência interior manifestou-se em uma adesão ao ascetismo. Mas não temos que ser ascéticos para estar em desacordo conosco. A tendência a negar nossa verdadeira experiência interior, ou a estar na defensiva em relação a ela, é generalizada. Ao percebê-la em seus pacientes, Freud deu a isso o nome de "resistência", entendendo que uma maneira de superá-la era torná-la o objeto principal do escrutínio terapêutico. Expor a própria resistência a um terapeuta é o que permite que ela seja removida aos poucos. De maneira semelhante, o Buda, em seguida a seu despertar, ensinou seus seguidores a apaziguar a própria mente. Para seguir nessa direção, o Buda precisou de Sujata. Muitos de nós precisam da terapia.

O cerne deste livro é um ano de sessões selecionadas de psicoterapia. No início da minha vida, tive um encontro ao acaso com o budismo, que me fisgou, me nutriu e moldou a maneira como passei a praticar a psiquiatria. Esse encontro prematuro ajudou-me da maneira que Sujata ajudou o Buda, colocou-me no caminho que tem me guiado desde então. Foi a influência mais importante no meu trabalho, mas nunca algo que pudesse descrever com facilidade. Como exatamente o budismo se mostra nas minhas sessões diárias? O que, das minhas experiências de meditação, se infiltra nas conversas com os pacientes? Neste livro, tentei analisar, nos detalhes incidentais de uma determinada hora, de que forma minha formação budista influencia a maneira como pratico terapia. O resultado é um corte transversal da vida no meu consultório, uma visão pontilhista que, quando bem-sucedida, expressa a imagem de como as preocupações e os conflitos da vida comum podem ser vistos à luz espiritual.

Uma conversa telefônica com minha mãe, que tem 95 anos, me ofereceu outra forma de enxergar tudo isso. De certa maneira, foi uma reminiscência de muitas das sessões de terapia em torno das quais estruturei este livro, mas não foi uma sessão de terapia, e sim uma conversa com minha mãe e, sendo assim, apresentou um conjunto de desafios diferentes, embora relacionados. Ligo para minha mãe todos os domingos, e na maior parte do tempo falamos sobre as novidades da família, o que ela leu ultimamente na *New*

Yorker, ou o que há de interessante no *New York Times* daquele dia. Raramente sirvo de ajuda com as palavras cruzadas de domingo, mas conseguimos arrumar outros assuntos sobre os quais conversar. Desde o falecimento do meu pai, há mais de uma década, ela mora sozinha, próximo a Boston, em um condomínio de apartamentos com serviço de apoio, habitado por um grupo de aposentados idosos que, antes da pandemia, jantavam juntos e compartilhavam atividades. Embora esteja lúcida, com o passar dos anos minha mãe foi se tornando fisicamente mais frágil, e tem que passar períodos de tempo cada vez maiores nos ambientes mais restritos e confinados da comunidade. Com frequência, ela se irrita com as restrições, mas para nós, seus quatro filhos, o lugar tem sido uma bênção.

– Tenho uma pergunta para te fazer – minha mãe interpôs após quinze minutos de meu telefonema mais recente. – Tenho uma nova amiga aqui, de quem gosto muito. Temos muita coisa em comum, menos o fato de que dois dos três filhos dela morreram. Não consigo nem imaginar. Ela diz que é espiritualizada, mas não religiosa.

Meus ouvidos se aguçam. Uma nova amiga. Não ouço falar em uma nova amiga há muito tempo! E "espiritualizada, mas não religiosa".

– Como eu! – exclamo, interrompendo-a.

– É, "como o seu filho", foi o que ela disse. Ela leu os seus livros. – Houve uma pausa muito breve. – O que significa isto, "ser espiritualizada, mas não religiosa"?

Por um momento, fiquei atônito. Como assim, o que aquilo quer dizer? Após todos esses anos do meu envolvimento com meditação concentrada e budismo, estaria ela tão alheia a isso quanto parecia? É verdade que nunca tinha tido curiosidade sobre as minhas buscas, mas é uma mulher inteligente, e lhe dei exemplares de todos os meus livros. Mas, por dentro, eu sabia que, como a nova amiga estava interessada, agora minha mãe podia abrir espaço para algo que até então lhe era de pouca importância. Ela sempre tivera boas amigas, e a esta altura a maioria delas deve ter morrido, e sempre fora uma boa amiga. Decidi me dar menos importância e tentar responder à pergunta.

De início, fiquei dando voltas. Pensei na amiga dela que havia perdido os filhos – não sei ao certo se morreram adultos ou quando crianças – e imaginei que ela tivesse algum pressentimento de que a vida continuasse de algum jeito após a morte física. Seria uma maneira de torná-la espiritualizada; uma aceitação da vida da alma como distinta da vida do corpo. Tentei verbalizar isto para a minha mãe e enviei-lhe um link para um livro sobre reencarnação de que achei que ela pudesse gostar.[2]

– Se fosse esse o caso, após milhares de anos, era de se pensar que haveria alguma prova – minha mãe respondeu, dispensando minhas primeiras tentativas de explicação.

Tentei outro caminho.

– Sabe os retiros de meditação que frequento há quarenta anos? É disso que eles tratam. No começo, você fica sozinho com seus pensamentos e preocupações diários, mas depois de um tempo, começa a perceber coisas em relação a si mesmo que não sabia que estavam ali. – Eu estava pisando num chão ligeiramente mais firme, e continuei. – Você pensa que sabe quem é, mas podem começar a surgir outras coisas misteriosas. – *Que outras coisas?*, pensei. Como fazer isso ter sentido para a minha mãe? Silêncio, quietude, amplitude, amor? Ela levaria alguma dessas coisas a sério? Queria falar sobre a alma, em contradição com o ego, mas fiquei sem palavras e recuei para uma posição mais defensável. – Acontece alguma coisa ali – eu disse, tornando a me referir aos retiros de meditação. – Você vai além de si mesmo, vê todas as suas preocupações e pensamentos costumeiros, mas eles vêm e vão, algumas vezes você toca em pontos que não sabia que estavam ali, e isso lhe dá uma sensação de fazer parte de algo maior, de algo que não morre quando o corpo morre, de algo mais significativo, que te ajuda a entender seu verdadeiro propósito. – Juntei tudo em uma frase, e enquanto falava sabia que não estava me fazendo entender.

– Bom, continuo não entendendo – ela suspirou.

Mais tarde, naquela noite, mandei para minha mãe um artigo do *New York Times* daquela semana intitulado "Tomando ayahuasca quando você é uma pessoa idosa".[3] Esperava que o *Times* se saísse melhor do que eu para explicar "espiritualizada, mas não religiosa", ao descrever como essa substância vegetal para expansão da mente estava sendo usada com propósitos terapêuticos.

A história começa com um investidor de risco, que tinha 4 anos quando seu pai sumiu de casa, sem se despedir. O garoto se culpou, atribuindo o desaparecimento do pai ao fato de ser um "mau menino", e nunca mais o viu. Era 1942, em Budapeste, e o mais provável é que o pai tenha sido morto pelos nazistas. A jornada com a ayahuasca colocou-o em contato com o pai falecido, que lhe garantiu que andara zelando por ele, do lado de lá, durante toda a vida. Contou ao filho que tivera certeza de que escaparia das autoridades alemãs, e, portanto, não quisera acordá-lo para se despedir. Essa conversa, na imaginação psicodélica do homem, aliviou-o de um fardo que carregara a vida toda. O artigo citava o autor Michael Pollan da seguinte maneira: "Os psicodélicos parecem ser especialmente bons em nos arrancar do que temos entranhado como força do hábito e permitir que tenhamos uma nova perspectiva sobre coisas familiares. Conforme a pessoa envelhece, fica atolada em hábitos".

O artigo fechava com outro exemplo. Um homem de 70 anos viajou ao Peru para múltiplas cerimônias com ayahuasca. "Sabia que minha infância, embora não tivesse sido abusiva, tinha sido muito, muito fria", ele disse. "Havia pouca aprovação e pouco afeto. O que vi naquela noite foi como uma pirâmide de cabeça para baixo. A ponta dela foi o primeiro pensamento, de solidão e necessidade de afeto e aprovação. E a pirâmide que subia de lá era toda a minha vida. Portanto, toda a minha vida baseava-se naquele determinado momento, na busca por afeto e aprovação." Como no primeiro caso, essa visão libertou o homem de sua identificação exclusiva com um único aspecto da sua personalidade. Ele viu sua solidão não como um aspecto intrínseco da sua natureza, mas como uma consequência contingente e relacional de um conjunto específico de circunstâncias, não a definição de quem ele era.

Mais tarde naquela noite, li o artigo em voz alta para a minha mulher, depois de contar a ela a conversa que tive com a minha mãe. Ela se lembrou de uma experiência sua do mesmo teor, só que sem drogas. Durante a palestra de um mestre espiritual a que eu a levara, minha mulher percebeu que as preocupações constantes da mãe *dela* – chegar aos lugares pontualmente, limpar coisas, comprar os sapatos certos, ser saudável – não tinham, necessariamente, um valor intrínseco. Fazia muito tempo que ela rejeitava as maneiras notórias da mãe se agitar, e para todos os efeitos ela não se parece em nada com a mãe, mas no estado mental flutuante, incentivado pela palestra, descobriu um fio, ou uma semente, de convicção ainda ativo em seu subconsciente que sugeria que a preocupação fosse um pré-requisito para uma atuação perfeita. Em algum lugar bem no íntimo, minha mulher ainda acreditava que, sem isso, as coisas desmoronariam. Ela entendeu que essa suposição se baseava no modo de ser da mãe e que era uma maneira de estar próxima dela, mas, depois que percebeu isso claramente, deixou de ter poder sobre ela. A preocupação não era intrínseca à maneira de ser da minha mulher, nem era necessária. Poderia viver sem ela. Havia outras maneiras de prestigiar a mãe! Reconheceu isso como uma percepção "espiritual", embora, com certeza, não houvesse nada declaradamente religioso.

Naquela noite, li um artigo do poeta Gary Snyder, que uma amiga havia me enviado mais cedo, sobre a relação entre poesia e zen.[4] Escrito em 1991, de alguma maneira havia ressurgido na internet. Minha amiga achou que eu gostaria dele tanto quanto ela. Logo no começo, o artigo parecia expressar o que tentava dizer à minha mãe:

> Embora, para muitas pessoas, o termo meditação tenha conotações místicas e religiosas, trata-se de uma atividade simples e natural. Atenção: quietude e silêncio deliberados. Como qualquer pessoa que tenha praticado meditação sabe, a mente relaxada tem muitos caminhos, a maioria deles tediosa e comum. Depois, às vezes, bem no meio do processo, podem afluir imagens ou sentimentos totalmente inesperados, e há um caminho para uma transparência vívida...
> Ninguém – guru, roshi ou padre – pode programar por muito tempo o que uma pessoa pensa ou sente quando em reflexão individual. Aprendemos que não podemos controlar nossa

mente em nenhum sentido literal. A meditação não pode servir a uma ideologia. Um professor de meditação só pode ajudar um aluno a entender o fenômeno que surge de seu próprio mundo interior – depois do fato – e dar sugestões sobre caminhos a seguir... Dentro de uma estrutura budista tradicional de valores éticos e insight psicológico, a mente fundamentalmente se revela.

Na semana seguinte, minha mãe contou-me o quanto sua amiga havia apreciado o livro cujo link eu lhe enviara. "Ele deve realmente me entender!", a amiga exclamou, mas minha mãe não disse nada sobre o artigo a respeito da ayahuasca. No entanto, a conversa calou em mim. "Espiritualizada, mas não religiosa" era algo em que eu acreditava; era outra maneira de falar sobre a "transparência vívida" descrita por Snyder. A mente revelando-se substancialmente é algo que faz sentido para mim, algo em que acredito que a terapia possa ajudar a fazer acontecer. Embora não tenha certeza de que a ligação telefônica com minha mãe tenha revelado algo de novo para ela, a conversa me pôs em contato com algo relevante para este livro. Lembrei-me de visitar Ram Dass, um psicólogo de Harvard que se tornou pioneiro em psicodélicos, de quem tive a sorte de me tornar amigo aos 20 e poucos anos, e que não via por muitos anos. Ele sofrera um acidente um acidente vascular cerebral em 1997, e isso aconteceu um ou dois anos depois. Àquela altura, eu já publicara alguns livros e trabalhava como psiquiatra clínico havia mais de uma década.

– Então – ele me provocou – agora você é um psiquiatra *budista*?

– Acho que sim – respondi com timidez.

Conheci Ram Dass na época da faculdade e sabia que, para ele, eu continuava com cerca de 21 anos, ainda que, então, já estivesse na metade dos 40. Houve uma longa pausa em que ele não disse mais nada. Seu problema de saúde dificultava-lhe encontrar palavras.

– Você os vê como já sendo livres? – O tom estranhamente sério e penetrante, as palavras prolongando-se com o passar do tempo.

Levei um minuto para entender o que ele estava perguntando.

– Já sendo livres? Se vejo meus pacientes como já sendo livres?

Mas então entendi. Ele falava sobre a revelação da mente, sobre a coisa vívida e transparente escondida nos fragmentos retorcidos de nossa personalidade individual. Eu via aquela liberdade em meus pacientes?

Foi preciso que Ram Dass explicasse isso para mim, e reconheci a verdade no que ele dizia. Realmente vejo meus pacientes como já sendo livres. A semente já está neles, assim como a alegria do Buda debaixo do jambeiro estava ali dentro ele. Meu desafio como terapeuta tem sido ser fiel a essa visão, mesmo quando meus pacientes, como a minha mãe, se opõem. A terapia pode ajudar as pessoas a abrir espaço a essa possibilidade ou, mais precisamente, a conseguir sua própria percepção para isto. Como Ram Dass gostava de dizer em seus últimos anos[5]: "Estamos todos acompanhando uns aos outros até em casa".

* * *

Dividi este livro em três partes. A parte 1, "Penetrando na mística", dá um contexto para os meus esforços em conciliar o pensamento budista com minha formação ocidental em psiquiatria e psicoterapia. Começa com a descrição do meu primeiro encontro, em uma excursão de pesquisa na Índia, quando aluno da Faculdade de Medicina de Harvard, com uma forma de ioga budista esotérica tibetana e depois explica a ideia que respaldava os meus esforços para integrar a meditação com a terapia. Embora tenha mergulhado no budismo antes de aprender a ser psiquiatra, por muitos anos tomei cuidado para não deixar minhas inclinações espirituais interferirem abertamente em meu trabalho como terapeuta. Ficava satisfeito em usar meu treinamento em mindfulness (atenção plena) como um recurso particular, deixando que me orientasse na maneira como escutava meus pacientes, mas esperando que a influência budista fosse invisível para eles. Mas à medida que fui me tornando mais aberto quanto aos aspectos espirituais do meu pensamento, descobri que muitos dos meus pacientes queriam que isso fosse incluído em nosso trabalho. Acabei vendo que as divisões entre o psicológico, o emocional e o espiritual não eram tão distintas como se poderia pensar, e que era possível olhar para a terapia como uma meditação interpessoal de duas pessoas, em que o que quer que surja merece investigação. Pensar na terapia dessa maneira resultou na escrita deste livro.

A parte 2, "Um ano de terapia", é um registro de minha tentativa, em mais de um ano de sessões selecionadas, de examinar como isso, de fato, parece na prática. Em essência, trata-se do registro de uma investigação pessoal, em que voltei um espelho a meus processos internos para tentar focar nas maneiras como um relacionamento terapêutico também pode ser uma amizade espiritual. As sessões de terapia estão agrupadas segundo as quatro estações do ano em que elas aconteceram e são descritas com a maior fidelidade possível – mantendo em mente restrições de privacidade – a como as coisas se desenvolveram no consultório, em tempo real. Em seguida ao relato de cada sessão, expus meus pensamentos a respeito, às vezes explicando mais a fundo os problemas de determinado paciente, mas com mais frequência explorando a ideia por trás de minhas palavras e comportamentos. Certos temas emergem em cada uma das estações: apego como a maneira fundamental com que perpetuamos nosso sofrimento no inverno; mindfulness como o antídoto na primavera; insight na natureza imaterial do indivíduo no verão; e agressão tanto para o obstáculo quanto para o acesso à compaixão no outono.

A parte 3, "A passagem para a unicidade", contém minhas conclusões finais. Aprendi neste ano de auto-observação e, com gratidão a todos os meus pacientes por lerem suas sessões e meus comentários, saí com uma compreensão mais firme de como o zen da terapia se manifesta. Não tentarei fazer um resumo aqui, mas permitirei que ele surja em seu próprio tempo.

Minha intenção no que se segue é dupla: mostrar que a meditação não precisa ser um esforço solitário intrapsíquico, mas pode funcionar interpessoalmente; e demonstrar que a vida emocional, antes de ser uma distração, serve como passagem crítica para o conhecimento espiritual. Aqui existe uma contracorrente de diálogos: um entre mim e meus pacientes, outro entre o pensamento budista e a ação psicoterapêutica. Dessas conversas, espero que surja algo importante. A vida espiritual, se for para entrar no território da liberdade pessoal, deve ser configurada individualmente. De uma maneira ou de outra, os problemas da vida real de uma pessoa devem ser conscientizados para servir de grão para o moinho espiritual, e um terapeuta, como amigo espiritual, pode ajudar que isso aconteça. Esta é a essência da minha própria tentativa de juntar os mundos do budismo e da psicoterapia.

Decidi ser prático nas minhas descrições. Embora o material do paciente seja interessante (a maioria dos terapeutas é, por natureza, em parte bisbilhoteiro, em parte voyeur),[6] tentei levar os leitores ao meu pensamento para mostrar como a compreensão budista pode ampliar um relacionamento terapêutico. Assim, cheguei à poesia da tradição zen-budista do leste da Ásia. Acho que isso acontece por causa da maneira com que os artistas e artesãos da China e do Japão integraram harmoniosamente o pensamento budista em suas buscas criativas já estabelecidas. Embora meu estudo do budismo tenha, em grande parte, se baseado na prática da meditação de insight, descobri que o lirismo dos poetas zen está muito alinhado com a sensibilidade que descrevo neste livro. Pelo meu modo de pensar, a terapia, assim como a poesia do Japão medieval, é uma forma de arte do nosso tempo e lugar, que pode atingir novas profundidades através de uma síntese criativa com o pensamento e a prática budistas.

Anos depois de seu encontro com Sujata, o Buda teve uma conversa com Ananda, seu amigo íntimo e assistente pessoal, que refletia o quanto ele dava importância à amizade. É óbvio que não havia algo como psicoterapia na época do Buda, mas considero essa conversa como outra indicação do potencial terapêutico de canalizar a sabedoria dele. Ananda declarou ao Buda, com muita exuberância, como se tivesse acabado de fazer uma constatação importante: "Isto é metade da vida sagrada, senhor: uma amizade admirável, um companheirismo admirável, uma camaradagem admirável"[7]. Como sempre fazia em suas conversas com Ananda, o Buda admoestou--o de volta: "Não diga isto, Ananda. Não diga isto!", exclamou. "Amizade admirável, companheirismo admirável, camaradagem admirável são, na verdade, a totalidade da vida sagrada."

É deste território que parti para minhas explorações neste livro: a totalidade da vida sagrada. No contexto da psicoterapia, como podem efetivamente emergir a amizade, o companheirismo e a camaradagem?

PARTE UM
PENETRANDO
NA MÍSTICA

É evidente demais, e, portanto, é difícil ver.
Certa vez, um idiota procurou um fogo
com uma lamparina acesa.
Se ele soubesse o que era o fogo,
poderia ter cozinhado seu arroz muito antes.

THE GATELESS GATE[8]

UM
PAZ INTERIOR

Comecei a tentar meditar no verão de 1973, entre o segundo e o terceiro ano da faculdade, quando trabalhava como pesquisador assistente para um cardiologista no Boston City Hospital. Esse médico, Dr. Herbert Benson, especialista no tratamento da pressão alta, ou hipertensão, foi o primeiro a publicar um estudo científico sobre os benefícios do relaxamento da Meditação Transcendental, popularizada pelos Beatles vários anos antes. Seu coautor, Robert Keith Wallace, era aluno do Maharishi Mahesh Yogi, o guru indiano divulgador da prática. Juntos, Benson e Wallace foram dois dos primeiros a mostrar que a meditação tinha efeitos psicológicos mensuráveis. Segundo seus estudos, a meditação diminuía a taxa metabólica do corpo, reduzindo o consumo de oxigênio e a emissão de dióxido de carbono, induzindo ao que eles chamaram de "estado alerta hipometabólico". Em essência, sugeriam que a meditação passava o sistema nervoso para ponto morto, permitindo que o corpo descansasse, digerisse, se recuperasse e se recarregasse. Denominaram esses efeitos físicos de "a resposta de relaxamento" (o antídoto à reação de lutar-ou-fugir, induzida pelo estresse) e sugeriram que sua prática regular poderia, de fato, abaixar a pressão sanguínea, bem como aliviar o estresse. Através dos seus estudos, a meditação recebeu crédito científico, tornou-se algo real, não apenas o pensamento mágico de alguém, com o potencial de ser uma ferramenta importante da medicina moderna. Essa pesquisa tornou-se a base para *A resposta do relaxamento*, um livro popular publicado pelo

Dr. Benson em 1975 nos Estados Unidos [em 1995 no Brasil], um dos primeiros a sugerir os benefícios da meditação à saúde.

Fiquei intrigado com seu trabalho e me encontrei com o Dr. Benson a pedido do meu pai, que assumira havia pouco tempo a diretoria do departamento de medicina do qual o Dr. Benson fazia parte. Acho que foi um esforço do meu pai para me manter no reduto médico, apesar do meu crescente interesse no que ele considerava uma busca mais esotérica. Desde meus primeiros anos de faculdade, sentia curiosidade pelo pensamento oriental em geral, e pelo budismo em particular, e frequentava as livrarias especializadas em espiritualidade, então populares em Harvard Square. Na própria universidade, a espiritualidade oriental era vista com menosprezo, mas tinha me deparado com dois estudantes de pós-graduação, uma do departamento de religiões e outro do de psicologia, que discretamente encorajaram meus interesses incipientes. Diana Eck se tornou uma renomada professora e a primeira mulher a ser reitora de uma faculdade de Harvard. Também autora de um livro abrangente sobre a sagrada cidade indiana de Vanarasi, foi minha professora de religiões mundiais quando calouro; e Daniel Goleman, que mais tarde escreveu *Inteligência emocional* e já havia estado na Índia para estudar meditação, foi meu líder de seção em psicofisiologia no segundo ano. Cada um deles, com discrição, apoiou minhas buscas, embora tomassem cuidado para resguardar suas próprias inclinações espirituais do ambiente mais geral de Harvard.

No entanto, a meditação ainda não era algo que eu mesmo tivesse experimentado; ainda estava numa fase exploratória, desconfiado de climas sectários e sem nenhum aprendizado formal. Havia lido livros sobre meditação, mas nunca a havia experimentado. À época, era de pouca importância para mim que as influências do Dr. Benson fossem hinduístas e não budistas.

Um ou dois anos após a publicação de sua pesquisa sobre meditação, o Dr. Benson rompeu com o Maharishi. Concluiu que não havia nada de especial no método da Meditação Transcendental; que uma forma genérica de meditação poderia funcionar tão bem quanto o treinamento caro oferecido pelo guru e seus discípulos, e que cabia a ele trazer a meditação para o arsenal médico. Decidiu que o mantra sânscrito, base do método de Meditação Transcendental, não era essencial e que o simples ato de alguém concentrar vigorosamente a atenção, usando a palavra que fosse, a frase ou oração de sua escolha, poderia evocar uma reação física idêntica. Para os pacientes em sua clínica de hipertensão, ele usava a palavra mais suave que lhe vinha à cabeça: "one", que significa "um". Somente mais tarde percebeu todos os significados sagrados em potencial que a palavra continha.

Não é preciso dizer que sua apropriação da técnica da Meditação Transcendental trouxe-lhe a inimizade do guru e de seus seguidores. Ao mesmo tempo, apesar da ampla atenção que a mídia dedicou à sua pesquisa, seus colegas acadêmicos convencionais trataram-no como uma figura um tanto marginal por ter aderido à meditação. Tudo bem que fosse apregoada pelos Beatles, mas o consenso geral era de que um cardiologista de Harvard não deveria ser tão ingênuo. Pressionaram-no sobre a qualidade da sua pesquisa e censuraram-no por extrair conclusões sensacionalistas de descobertas preliminares. O resultado foi que, apesar de sua crescente fama, o Dr. Benson era uma pessoa bem isolada quando o conheci. Sentia-se incompreendido e julgado de modo impróprio tanto por seus colegas médicos quanto por seus colegas de meditação.

Contudo, nada disso me dizia respeito. Estava feliz por ter um trabalho de prestígio no verão, com alguém aberto para meus interesses confusos. Sabia que, ao me aceitar, o Dr. Benson estava fazendo um favor ao meu pai, mas surpreendi-o em nosso primeiro encontro falando longamente sobre o efeito placebo, assunto que havia explorado e sobre o qual havia escrito no semestre anterior, em meu curso de psicofisiologia. Os placebos confundiam a medicina moderna havia gerações. Comprimidos sem ingredientes ativos, ministrados como parte de uma interação rotineira entre médico e paciente, produzem uma melhora significativa e cientificamente documentada numa variedade de doenças, em mais de um terço das vezes. Tendo crescido em uma família em que imperava a medicina acadêmica, e com um interesse crescente na influência difusa da mente sobre o corpo, interessei-me pelo efeito placebo e achei que o Dr. Benson também pudesse estar interessado. Ele estava. Pôs-me para trabalhar na biblioteca médica, investigando e revendo cinquenta anos de pesquisas clínicas relevantes. Haveria algo que pudesse ser cultivado na relação médico-paciente com possibilidade de ser importante para a cura? A preocupação do médico em relação a seu paciente ou a fé do paciente no médico faziam diferença para a recuperação de uma pessoa? O placebo poderia, de algum modo, desencadear a resposta de relaxamento? Ou a própria resposta de relaxamento poderia ser uma manifestação do efeito placebo? Qualquer que fosse a maneira como olhávamos para isso, haveria ali uma chave para destrancar a capacidade do corpo em se curar? Pus-me a analisar todos os estudos pertinentes na literatura médica.

A meditação não foi uma grande parte da minha experiência de verão. O Dr. Benson usava-a em sua clínica para pacientes com pressão alta no limite, mas eu não estava envolvido naquele trabalho. Ficava num vaivém na biblioteca e só percebia por alto as outras atividades do Dr. Benson. Mas cismava com a meditação. Lembro-me de estar sentado à minha mesa, cheia de papéis espalhados, numa tarde sufocante de agosto, na sala dos fundos do limitado gabinete de hospital do Dr. Benson, experimentando, por fim, sua técnica. "*One, one, one*", repetia, enquanto minha respiração entrava e saía pelas narinas. "*One, one.*" Não parecia acontecer nada de especial. Parecia algo radical interromper meu trabalho para ficar ali sentado, com os olhos fechados, mas, ao mesmo tempo, o exercício me deu a impressão de ser vazio. Gostava da ideia em princípio, a possibilidade de aquietar as tensões do corpo com um truque da mente atraía-me enormemente, mas não me senti envolvido pela técnica. Tentei mais algumas vezes e depois a pus de lado. Embora algumas pessoas achassem úteis a simplicidade das instruções do Dr. Benson e sua credibilidade científica, desisti. Mesmo que houvesse algo como a resposta de relaxamento, e mesmo que pudesse ter certeza de que a estava provocando, o método todo me parecia mecânico demais. De algum modo eu sabia que o estado relaxado hipometabólico que o Dr. Benson imaginava não poderia ser a finalidade máxima da meditação.

Pensando nisso agora, vejo como minha pesquisa do efeito placebo ajudou a explicar por que esse método de meditação parecia tão restrito. A ciência tinha vários pensamentos em relação ao efeito placebo. Alguns pesquisadores queriam se livrar dele completamente por ser impossível saber se uma nova droga tinha algo a oferecer, caso se equiparasse a um placebo. Outros, levando o fenômeno mais a sério, queriam destrinchar seu ingrediente ativo. Que moléculas, que vias neurais estavam sendo estimuladas por algo tão inócuo quanto uma pílula de açúcar? No entanto, outros viam o efeito placebo como inextricavelmente vinculado ao relacionamento médico-paciente, e não como algo que pudesse ser isolado disso. Concluíram que algo misterioso acontece quando entregamos nossa doença a um médico atencioso. O próprio ato de confiar em alguém para nos curar poderia estimular a cura? Existirá algo no toque humano, na interação humana atenciosa ou na bondade humana que traga resultados médicos benéficos? No artigo que escrevi naquele verão, em parceria com o Dr. Benson, publicado logo depois no *Journal of the American Medical Association*, concordamos com esta última ala.[9] Concluímos que o efeito placebo, de onde quer que derive, é um recurso negligenciado no tratamento dos pacientes. A medicina moderna poderia se beneficiar de levá-lo mais a sério.

Para algumas pessoas, a própria medicalização da meditação, a garantia de que a ciência comprovou sua eficácia, cria um efeito placebo positivo. Ajuda-as a acreditar que a meditação seja real. Para essas pessoas, os esforços do Dr. Benson em destrinchar o ingrediente ativo da meditação, e entregá-lo a elas em uma forma simplificada, foram uma verdadeira dádiva. Mas para mim aconteceu o oposto. Fui atraído para a meditação pelo mesmo motivo que me interessei pelos placebos. O efeito placebo realça a capacidade do organismo de se curar, ajudado por uma combinação de confiança, fé e empatia humana. A meditação parecia prometer à mente algo parecido. Dadas as condições certas, a mente poderia realizar seu próprio potencial, curando-se através de uma combinação de autoconhecimento, mindfulness, insight e compaixão. Ao transformar a meditação em um tratamento médico padronizado, algo estava sendo sacrificado, parecido com o que se perde quando um amável médico de família é substituído por um técnico ansioso ou por um robô. Vi o quão prontamente a meditação, em sua versão simplificada, poderia ser adaptada para o Ocidente, mas, ao mesmo tempo, senti falta da antiga sabedoria que buscava cada vez mais. Não culpava o Dr. Benson por sua crítica à Meditação Transcendental e não estava tentando encontrar uma volta da frase sânscrita ou do guru, mas sabia que procurava uma abordagem mais ancorada nas tradições associadas a ela havia muito tempo, e não uma que estivesse dissociada delas. Por mais que reconhecesse a crescente ciência da meditação, também estava à procura da sua arte. Concluí meu relatório sobre o efeito placebo, elogiando-o pelo que sugeria sobre o mistério da cura; submeti meu trabalho para publicação e voltei a meus estudos. Passou-se mais um ano até que voltasse a meditar.

No entanto, meu carma com o Dr. Benson não havia terminado. Nosso artigo sobre o placebo recebeu uma boa atenção da mídia e tornou-se a base para seu novo best-seller, *The Mind/Body Effect: How to Counteract the Harmful Effects of Stress* [O efeito mente-corpo: como combater os efeitos prejudiciais do estresse]. Observei como ele lidava com a imprensa e com a instituição médica e constatei o quanto ele precisava pisar em ovos ao falar em público sobre tais tópicos esotéricos. Tivemos um relacionamento especial; ele me mostrou que era possível trabalhar no sistema médico ocidental, mas continuar aberto para a antiga sabedoria oriental, e me incentivou a seguir seus passos. (Tenho certeza de que a recomendação que ele escreveu para mim foi fundamental para que eu entrasse na faculdade de medicina!) Em troca, mantive um diálogo com ele nos sete anos seguintes, enquanto me voltava para a meditação budista, pondo-o a par das novidades da vanguarda de uma contracultura "espiritual", com a qual ele estava cauteloso de se envolver de modo muito ostensivo. Os meados da década de 1970 assinalaram o começo do meu entrosamento com a atenção plena (mindfulness), base da técnica budista de meditação, e tive a sorte de, no verão seguinte, me conectar com vários dos seus primeiros embaixadores americanos. Ao entrar na faculdade de medicina em 1977, já havia ficado amigo de

Joseph Goldstein, Jack Kornfield, Ram Dass e Sharon Salzberg, feito numerosos retiros silenciosos vipassana com eles e viajado juntos pela Índia e pelo sudeste da Ásia para conhecer muitos de seus professores orientais. "Vipassana" é o antigo termo para "insight", e essa forma de meditação, de que a atenção plena é um componente essencial, é também conhecida como "meditação de insight".

Nesse meio tempo, os livros do Dr. Benson iam ficando cada vez mais populares, e ele, sempre interessado em relatos esotéricos de como a mente afetava o corpo, lia, reservadamente, os diários exóticos de uma exploradora francesa do Tibete, na virada do século, chamada Alexandra David-Néel. Ela descrevia ter presenciado os monges budistas tibetanos meditando nus, em temperaturas abaixo de zero, e se aquecendo com uma prática especial de ioga e meditação chamada *tummo*. O budismo, em sua época no Tibete, havia se fundido com uma tradição xamânica que o havia precedido bem antes ali, mantendo vivas práticas que datavam do apogeu do budismo na Índia medieval. David-Néel foi uma das primeiras exploradoras ocidentais a documentar o resultado. Como parte de sua investigação sobre a influência da mentre sobre o corpo, Dr. Benson queria saber se eu conhecia alguma coisa dessas práticas, e, embora não conhecesse, em um dos nossos encontros periódicos, contei-lhe que em setembro de 1979 o dalai-lama passaria por lá em sua primeira visita aos Estados Unidos, e, se pudéssemos conseguir um encontro, nós mesmos poderíamos lhe perguntar. Dois anos antes, eu havia estado em seu palácio no exílio na Índia e sabia que ele tinha programado uma visita à Insight Meditation Society, centro de retiro no oeste de Massachusetts, fundado por meus professores de mindfulness, no terreno de um antigo seminário. O dalai-lama gostava de cientistas, e o Dr. Benson gostava de se reunir com líderes espirituais. Para mim parecia um encaixe perfeito.

Usando nossas credenciais da Escola de Medicina de Harvard, o Dr. Benson contatou o Escritório do Tibete para marcar uma visita. Algum tempo depois, soube que, de fato, seria possível. Estive presente durante a conversa e me lembro do momento um tanto quanto esquisito quando o dalai-lama, embora reconhecendo a veracidade de parte do relato de David-Néel, recolheu-se perante a perspectiva de cientistas ocidentais avaliarem seus monges meditadores. Mesmo assim, o Dr. Benson insistiu. Contou ao dalai-lama seu sucesso com os meditadores transcendentais e pressionou-o a ver se poderíamos ir à Índia documentar essa prática esotérica tibetana. "Essas meditações têm propósitos espirituais particulares", respondeu o dalai-lama, "não são para exibição pública. Sempre foram envoltas em mistério para as pessoas não pensarem que os chamados milagres são mais importantes do que o desenvolvimento mental saudável, verdadeiro objetivo de tais buscas." Mas então, ele mudou de ideia de repente. "Para os céticos você precisa mostrar algo espetacular, do contrário eles não vão acreditar", disse.

Foi preciso um ano e meio para conseguir, mas, na primavera de 1981, durante meu último ano na faculdade de medicina, o dalai-lama e seu médico pessoal hospedaram o Dr. Benson, a mim e um grupo de pesquisadores na estância indiana montanhosa de Dharamsala, onde residia no exílio desde a fuga de sua terra natal, em 1959. Consegui encadear vários meses de estudo independente e recebi crédito da faculdade de medicina para a minha participação. Acompanhado por Jeffrey Hopkins, um professor de estudos tibetanos na Universidade de Virgínia, que funcionou como nosso intérprete, avaliamos três monges idosos especialistas em *tummo*, que estavam num retiro de longo prazo em cabanas espalhadas pelas colinas locais.[10] Com uma equipe de filmagem a reboque, caminhamos pelas montanhas carregando nosso equipamento de laboratório.

Embora os monges não elevassem a temperatura corporal central acima de 37 °C, eles demonstravam uma capacidade notável, e para a maioria de nós impossível, de elevar deliberadamente a temperatura periférica dos braços e das pernas para aquela do seu núcleo. Isso foi uma descoberta importante em si mesma, ainda que não alcançasse proporções místicas. Partimos da hipótese de que os monges deviam ter descoberto uma maneira de abrir voluntariamente seus vasos sanguíneos distais, aqueles que suprem os braços, as pernas, os dedos dos pés e das mãos. As pessoas comuns não são capazes de dilatar seus vasos capilares por vontade própria, e a temperatura de seus pés e mãos é bem mais baixa do que seu interior. Isso foi uma demonstração adicional do poder da mente em influenciar o corpo, e serviu para fundamentar e autenticar as observações de David-Néel. Numa reviravolta irônica, no entanto, descobrimos que um dos monges em retiro tinha a pressão sanguínea muito alta. Sua capacidade de meditação não o havia protegido das potenciais devastações da hipertensão.

Contudo, Dr. Benson e eu tomamos caminhos diversos depois dessa viagem. Ou seria mais preciso dizer que divergimos no meio da viagem. Ele me achou mais interessado em conversar com os monges sobre a psicologia por trás do *tummo*, do que em medir a temperatura deles. Ele tinha razão! Minha ideia para nossa pesquisa abrangia uma investigação sobre o que esses monges faziam em suas meditações. Eles eram homens altamente realizados, que haviam passado anos se desenvolvendo no âmbito espiritual. Eram monges budistas em retiro de longo prazo em cabanas de pedra com chão de terra, praticando meditações sobre as quais eu nada sabia. O que estavam fazendo? Com um intérprete presente, eu tinha a oportunidade única de explorar a mente desses monges, não apenas medir sua temperatura retal. Não deixaria passar essa chance, e a abordagem científica necessária para nosso projeto de pesquisa chocava-me pela contradição com tudo que eu tinha aprendido nos estudos do efeito placebo. Naquela época, já havia passado quatro anos na faculdade de medicina e sabia como podia ser tentador transformar os enfermos em objeto de investigação médica, realizando exames de sangue, raios X e procedimentos invasivos em vez de tratá-los como pessoas. Os monges não eram nossos pacientes, é óbvio, e *estávamos* ali para tirar a temperatura deles, mas para mim não significava que tínhamos que ignorar quem eles eram como indivíduos. Nem tínhamos que desconsiderar a arte de sua experiência, focando apenas em nossa dedicação à ciência. Meu incômodo inicial com a abordagem do Dr. Benson à meditação – tentar extrair o ingrediente ativo, removendo-o assim de seu contexto filosófico – encontrou nova expressão em meu desassossego com a abrangência limitada do nosso projeto.

Mas não tenho certeza de que essa seja por si só uma explicação adequada para nossos caminhos divergentes. Àquela altura, tínhamos convivido e colaborado durante sete anos, e trabalhado duro para preparar toda aquela expedição. O Dr. Benson havia sido meu defensor enquanto eu cursava Harvard, e fizera o mesmo para meu amigo Daniel Goleman, participando voluntariamente da orientação de seu doutorado e acrescentando o peso de suas credenciais da Escola de Medicina de Harvard, quando grande parte do departamento de psicologia de Goleman opunha-se à pesquisa sobre meditação. No entanto, quando nos encontramos em Nova Déli, em fevereiro de 1981, para iniciar a caminhada até Dharamsala, eu começava a agir por conta própria. Estava terminando a faculdade de medicina e me dirigindo para uma carreira em psiquiatria. Queria escrever mais amplamente sobre medicina tibetana, psicologia e meditação e planejava usar meu tempo na comunidade tibetana com essa finalidade. O Dr. Benson, por outro lado, estava no auge da sua vida profissional, focado em sua pesquisa e suas utilizações clínicas.

Além disso, eu havia ido à Índia um mês antes, enquanto o Dr. Benson ficaria apenas por alguns dias. Era sua primeira viagem à Ásia, ao passo que eu já estivera lá antes. Um mês antes de me encontrar com ele, visitei a cidade sagrada de Vrindavan, local de nascimento do deus hindu Krishna, na inauguração de um novo *ashram* do recentemente falecido guru indiano de Ram Dass. Hospedei-me no templo com amigos e alguns dos principais discípulos indianos. Grande parte do meu tempo ali foi passado em companhia deles, cantando canções de devoção, meditando, convivendo, tomando chá e celebrando, no estilo indiano, a abertura do templo. K.C. Tewari, um devoto animado, sábio e alegre, o "pai indiano" do meu amigo Krishna Das, não conseguia acreditar que eu era (quase) um médico, por parecer jovem demais. "Dr. Boy", ele me chamava, rindo, enquanto cantávamos, meditávamos e conversávamos longamente sobre anseio espiritual.

Eu havia mergulhado num ambiente sagrado, antes de me encontrar com o Dr. Benson. Agora eu era o "Dr. Boy" e estava empolgado para prosseguir nas minhas investigações. Estava curioso sobre as práticas esotéricas tibetanas e surpreso que o Dr. Benson não parecesse estar. A tensão entre nossas duas agendas era emblemática das duas visões de mundo, a científica e a espiritual, que eu tentava conciliar e uma antecipação de problemas que confrontaria a seguir em minha carreira como terapeuta. Onde estava minha lealdade, com o Oriente ou com o Ocidente, e seria realmente possível mesclar os dois?

O Dr. Benson voltou para os Estados Unidos depois de alguns dias, satisfeito com as avaliações que conseguimos, enquanto continuei na Índia por vários outros meses, explorando a filosofia e a psicologia por detrás do *tummo*. Pelas seis semanas seguintes, fiquei como uma sombra do médico pessoal do dalai-lama, o Dr. Yeshi Dhonden, sentado ao seu lado enquanto ele atendia pacientes no pequeno pátio de sua casa, a poucos metros, na mesma rua do palácio do exílio do dalai-lama. Seu diagnóstico era feito sentindo as pulsações dos pacientes e olhando a primeira urina deles da manhã, girando, sacudindo e cheirando-a até ficar satisfeito com a análise. Na parte mais avançada do dia, eu andava por lá com nosso tradutor, Jeffrey Hopkins, e um monge europeu chamado George Dreyfus, velho amigo de Jeffrey e que logo se tornaria professor de religião no Williams College. Eles tinham conversas infindáveis sobre o conceito budista tibetano do vazio. Lembro-me de repetirem vezes sem fim: é uma "negativa não afirmativa", embora tenha levado muito tempo para entender do que estavam falando. Essas conversas faziam tanto sentido para mim quanto os exames de urina do Dr. Dhonden, mas ficava fascinado por todo o ambiente e louco para descobrir mais.

Aprendi que o "heat yoga" que os monges estavam praticando era um aspecto das Seis Iogas de Naropa, uma antiga prática de meditação de alto nível, transmitida através dos séculos por mestres de meditação a seus discípulos, parte do que o budismo tibetano chama de Tantra Ioga Supremo. Do ponto de vista dessa prática, as emoções difíceis não precisam ser suprimidas ou eliminadas, como algumas meditações mais elementares se esforçam para fazer. Em vez disso, suas energias podem ser usadas para iluminação. Ao mover a atenção de uma imersão total no sentimento para sua observação, as emoções podem ser aproveitadas para propósitos espirituais. A mente é um senhor terrível, mas um servo maravilhoso, era o que apregoava essa abordagem. Pinturas evocativas de divindades coléricas ou eróticas, adornando as paredes do templo tibetano, aludiam a isso com ênfase gráfica. A raiva, deixando de ser um obstáculo para a prática da meditação, era retratada naquelas pinturas como um instrumento de insight. O desejo, não mais visto como um impedimento obstrutivo, era personificado como um veículo de empatia. A ambição, não mais voltada para o engrandecimento pessoal, era representada como a intenção de ajudar os outros. Como que para ressaltar as ligações entre o pessoal e o espiritual, os quatro estágios esotéricos do Tantra Ioga Supremo eram nomeados pelas quatro etapas do enamoramento. Olhar, sorrir, abraçar e orgasmo são o mais perto que uma pessoa chega, na vida normal, da celebração alegre e da perda espontânea do ego, revelada em meditações bem-sucedidas desse tipo. Na vida cotidiana, esses sentimentos são fugidios, mas ao praticar "heat yoga" os monges aprenderam a prolongar tais estados exaltados por extensos períodos de tempo. O calor no corpo deles era um reflexo da mudança de sua realidade interior; uma consequência de um processo de transformação mental e emocional, não o objetivo principal.

Algumas semanas depois que o Dr. Benson deixou Dharamsala, tive um encontro a sós com o dalai-lama. Ele apoiou meu interesse em psicologia budista e me incentivou a prosseguir com minhas buscas. Escreveu uma carta de apresentação para outros monastérios e professores tibetanos na Índia, e me esclareceu uma questão importante. A meditação era uma tentativa de se livrar do self, que a psicologia ocidental achava tão importante? Eu esperava que sim. Estava inseguro comigo mesmo, desconfortável na minha própria pele, e sempre tinha me atraído para o pensamento budista porque minimizava a importância do ego. Estava pronto para declarar que o self era irreal e acabar com aquilo tudo. "Não", ele disse, "nosso nascimento humano é um grande privilégio. Só que a individualidade que consideramos ser tão real nunca é tão real como pensamos que seja. O desprendimento significa ver coisas pelo que elas são, identificar como inexistente algo que nunca existiu de fato como imaginamos."[11] Aquela era a "negativa não afirmativa". Eu já tinha ouvido muito a respeito disso nas infindáveis discussões sobre o vazio que presenciara. Ele usou a analogia de alguém com óculos escuros para ilustrar sua ideia. O portador dos óculos escuros não confunde as cores distorcidas com a realidade, ainda que as coisas pareçam mais róseas quando vistas por suas lentes. Somos como uma pessoa de óculos escuros que se esqueceu que os está usando, tomando o que vemos como definitivo, em vez de entender que estamos colocando uma tela sobre aquilo. O self existe, mas não da maneira que em geral assumimos como certa, era o que ele parecia estar dizendo. Temos que colocá-lo em bom uso, em vez de tentar fortalecê-lo ou, alternadamente, demoli-lo.

Ele, então, questionou minhas próprias ambições profissionais e perguntou se eu visitaria a faculdade monástica local, o Instituto de Dialética Budista, para conversar com os monges em formação sobre o tipo de educação que recebera. Eles tinham um currículo monástico tradicional, forte em filosofia budista, mas incipiente em artes e ciências ocidentais. Fiquei surpreso. Havia ido a Dharamsala para aprender com o dalai-lama, não previ que ele estaria interessado em mim. Mas esse questionamento foi uma antecipação de uma importante reforma iniciada mais tarde pelo dalai-lama, na formação de monges budistas tibetanos. Ele insistiu que estudassem ciência ocidental, bem como filosofia budista, e me recrutou como um partidário inicial dessa perspectiva. Era um tanto irônico. Depois de me sentir frustrado com nossa pesquisa, por causa de sua insistência no método científico, ali estava eu, promovendo-o para os monges. Dei uma visão geral da minha formação na faculdade de medicina para uma sala cheia de jovens monásticos e enfatizei que a relação poderia seguir nos dois sentidos. Assim como a ciência exterior do Ocidente podia ser integrada no currículo monástico, a arte interna do Buda poderia contribuir muito para enriquecer a medicina e a psiquiatria ocidentais.

Ao voltar para Boston três meses depois, encontrei o Dr. Benson ainda decepcionado por eu não ter aderido a uma postura mais tradicional na nossa pesquisa. O frescor havia fenecido em nosso relacionamento. Logo publicamos nossas descobertas em *tummo* na prestigiosa revista científica britânica *Nature*; foi a primeira documentação já reportada de controle consciente sobre esse aspecto do sistema nervoso involuntário.

Comecei meu período de residência médica logo depois da formatura, e no ano seguinte me mudei para Nova York a fim de começar uma nova vida, tendo resolvido, de uma vez por todas, nunca desistir completamente da minha visão de mundo espiritual, mesmo quando comecei minha formação em psiquiatria. O Dr. Benson e eu não voltamos a trabalhar juntos, e não nos vimos até o funeral do meu pai, 27 anos depois, quando tivemos uma conversa amigável que, depois de tanto tempo, significou muito para mim.

Enquanto o Dr. Benson e eu tomamos caminhos diversos, o dalai-lama permaneceu uma presença perene quando me tornei um psiquiatra profissional. Nunca mais tivemos um encontro a sós, mas estive em uma conferência com ele, em Newport Beach, em outubro de 1989, quando chegou a notícia de que ele havia ganhado o Prêmio Nobel da Paz. Muitos anos depois, estive com ele em um painel em Toronto e também o contatei quando meu primeiro livro, *Pensamentos sem pensador,* estava no prelo, em 1994. O editor dessa obra achou que seria uma boa se eu conseguisse fazer o dalai-lama escrever o prefácio. Fiquei cético, mas concordei em tentar. Escrevi a ele através de todos os meios de que consegui me lembrar, mas não obtive resposta. Meu amigo Robert Thurman, professor de religião em Columbia, amigo dele e, às vezes seu tradutor, me desencorajou, por conta da quantidade de pedidos que ele recebia, mas se ofereceu para levar o manuscrito numa visita a Dharamsala, para o caso de surgir uma oportunidade. O livro foi para impressão sem um prefácio, mas no último minuto um fax (naquele tempo não havia e-mail) do escritório do dalai-lama chegou até o meu editor com três parágrafos curtos anexados. Começava assim:

> O propósito da vida é ser feliz. Como budista, descobri que a atitude mental de uma pessoa é o fator mais influente para atingir esse objetivo. A fim de mudar as condições externas

a nós, quer elas digam respeito ao ambiente, quer a relações com outras pessoas, precisamos primeiro mudar dentro de nós mesmos. O segredo é a paz interior.

Por mais empolgado que eu estivesse por receber sua aprovação ao meu livro, levei algum tempo para compreender o que ele havia escrito. De início, suas palavras pareceram-me banalidades, improvisadas, superficiais, talvez até produzidas mecanicamente por um assistente. "Paz interior", embora fosse um objetivo válido, não parecia muito distante da resposta de relaxamento do Dr. Benson. Na minha nova função de psicoterapeuta, desconfiava do nascente movimento de bem-estar e do impulso da nova era por paz interior e relutava em ver a felicidade como o propósito supremo da vida. Trabalhava com uma porção de pessoas atraídas para o pensamento oriental, que esperavam superar seus problemas pessoais com o uso da meditação para acalmar a mente, assim como eu esperava me livrar do meu self quando falei pela primeira vez com o dalai-lama. Percebi que um tratamento em spa é, com frequência, o que as pessoas querem da meditação, e que em geral ela é vendida como tal, mas sabia, pelas minhas próprias meditações, que o relaxamento, embora fosse um benefício ocasional, nem sempre estava acessível por encomenda. Para mim, a meditação passara a significar estar com minha própria mente, não importando o estado em que ela estivesse. Desta maneira, ela era mais próxima da psicoterapia do que eu pensara no início. A filha de Freud, Anna, ela própria uma psicanalista praticante, havia dito que um terapeuta precisava se posicionar equidistante do id, ego e superego, sem a presunção de assumir nenhum lado em particular. Esta também era uma boa descrição da atitude meditativa. Gostava de me imaginar dentro de um triângulo, seja na almofada de meditação, seja no meu consultório, mantendo uma posição neutra até enquanto estava sendo atacado de todas as direções possíveis.

Mas aos poucos, com o passar do tempo, me dei conta de que o relaxamento e a paz interior não são de forma alguma a mesma coisa. Por ingenuidade, havia equiparado os dois, mas, ao fazer isso, perdera o ponto mais profundo do prefácio do dalai-lama. Minha compreensão crescente veio em duas frentes. No lado budista, continuei a me beneficiar do estímulo do dalai-lama. Compareci a inúmeras aulas ministradas por ele. Levava um caderno, e todas as minhas anotações rondavam um tema central. Quanto mais escutava, mais compreendia que, quando o dalai-lama falava de paz interior, estava falando mais sobre não violência do que sobre relaxamento. Não apenas a não violência no mundo externo, mas também a não violência no mundo interno de alguém. Assim como ele não havia me instado a me libertar do meu sentido de self, também não encorajava uma mente vazia nem recomendava meditação simplesmente como uma forma de descanso e repouso. Estava nos pedindo para usar a meditação de forma a olhar dentro da nossa mente e analisar o nosso comportamento, escutar como falávamos conosco e pensávamos nos outros, e para explorar as atitudes que mantínhamos em nossos pensamentos mais pessoais e privados. Pela perspectiva dele, a paz interior só é possível quando a pessoa fica em paz com a própria mente, quando lida com a própria violência interna. Isso exige honestidade e uma ética interna que é permanentemente desafiadora. A paz interior não resulta de um desligamento da mente, mas de uma confrontação deliberada com o que houver de mais profundo em preconceitos, expectativas, hábitos e inclinações de uma pessoa. Isto foi ao âmago da minha objeção a que a meditação fosse medicalizada, algo que senti pela primeira vez no gabinete de hospital do Dr. Benson. A meditação como redução do estresse, como maneira de acalmar a mente, não atende à sua missão de desafiar, confrontar, favorecer e mudar as atitudes mentais mais íntimas de uma pessoa.

Visto que eu trabalhava como terapeuta, e meu pensamento evoluiu, o trabalho do grande analista infantil britânico Donald Winnicott, figura influente, mas às vezes negligenciada no mundo da psicoterapia, começou a falar comigo com renovado vigor. Assim como o dalai-lama, Winnicott também enfatizava a importância da não violência. Para ele, pai da frase "a mãe suficientemente boa", a disposição de uma pessoa para reconhecer e tolerar raiva estava intimamente relacionada com a capacidade de amar. Nesse aspecto, ele estava muito de acordo com as pinturas do Tantra Ioga Supremo que enfeitavam as paredes do monastério tibetano. "A raiva era um obstáculo ao amor quando não podia ser reconhecida", ele escreveu. Para não ser vítima da raiva de alguém, era importante ser capaz de reconhecê-la com uma atitude compassiva. Ele ressaltou que as crianças pequenas tratam a mãe de forma impiedosa, e quanto ódio – nela mesma e de seus filhos – uma mãe suficientemente boa consegue tolerar e aceitar. Enalteceu as mães por seu altruísmo, por sua capacidade natural em deixar de lado reações egoístas pelo benefício dos filhos, e, ao popularizar a expressão "suficientemente boa", abriu espaço para as falhas inevitáveis que, em vez de inviabilizar um bom relacionamento, tornam-no real.

Winnicott tinha a mesma desenvoltura em relação à natureza humana que eu também apreciava no dalai-lama. Cada um deles enfatizava uma bondade inerente que poderia transparecer quando as pessoas olhavam para si mesmas, não com óculos de lentes rosa, mas com honestidade e humildade. Inspirado por sua abordagem comum, fiquei encantado com o fato de que a tradução inglesa da palavra tibetana para a "heat yoga" que havíamos estudado, *tummo*, era *fierce mother*", em português "mãe intensa". De certa maneira, os dois mundos estavam se alinhando! Usei esse paralelo no trabalho com pacientes, ajudando-os a primeiro reconhecer e depois refrear seus impulsos mais destrutivos. O fato de meu próprio trabalho interior envolver os mesmos processos só o tornou mais urgente.

O dalai-lama tinha uma maneira especial de apresentar as pessoas a essa possibilidade, palavras que escrevi repetidas vezes no caderno que levava para seus ensinamentos. "Todos têm o potencial para a natureza do Buda", ele dizia. "Dentro de cada um de nós existe um corpo puro de espontaneidade perfeita esperando para ser descoberto." Achei esta frase deliciosa. Um corpo puro de espontaneidade perfeita! O que ele queria dizer? Freud amava a livre associação, mas sabia como era difícil consegui-la. Ele focava nos obstáculos que surgiam quando as pessoas tentavam e expunha as defesas que bloqueavam a liberdade que muito possivelmente encontrara em si próprio. O dalai-lama parecia sugerir que a atitude defensiva que primeiro intrigou e acabou por frustrar Freud nem sempre tinha que ter a última palavra. "Nós invocamos a este corpo puro uma qualidade natural: a mente inata de luz clara", ele dizia. "A mente de luz clara não provém de um deus original primordial, ou do Buda; vem de seres comuns que trabalham diligentemente com a própria mente." Ao colocar dessa maneira, ele estava desafiando os que não acreditavam no próprio potencial, exatamente como havia me impressionado anos antes, ao levar a sério meu jovem self. "A iluminação não vem de algum lugar distante, fora de si próprio", ele insistia, "ela vem de dentro." Em suas palestras, frequentemente discorria sobre isso: "Pessoas limitadas, autocentradas, pretensiosas, covardes mantêm a causa do sofrimento – egocentrismo – junto ao coração. Reclamam o tempo todo, pensando 'Eu, eu, eu, pobre de mim', acalentando as próprias forças de sua desgraça. Zombar da atitude de autovalorização faz com que ela vá embora. E abrir para o sofrimento alheio ajuda a desestabilizá-la". Esta noção de descobrir e depois zombar da atitude de autovalorização foi, para mim, a grande conclusão. A arte da meditação assenta-se na descoberta dessa tendência. Isso se tornou o princípio central, mas não declarado, do meu trabalho clínico. Quando consegui ajudar a torná-lo uma realidade para meus pacientes, soube que estava fazendo a coisa certa.

Embora o dalai-lama, como a maioria dos monges tibetanos, não tivesse experiência em psicoterapia e nenhuma aprendizagem em pensamento psicodinâmico, ele me encorajou a usar minha formação e minha mente para explorar meditação a partir de dentro, e depois colocá-la em uso. Para mim, significou não apenas receber uma educação formal de professores budistas, mas também usar minha formação em terapia para dar meu próprio sentido à experiência de meditação. Senti, nas palavras do dalai-lama sobre a "atitude de autovalorização", um enfoque que se encaixava muito no que eu mais valorizava em psicoterapia. Como afinal a meditação lidava com o egocentrismo? Seria apenas através de um regime de ginástica mental, utilizando uma técnica como a que o Dr. Benson usava para prescrever a resposta de relaxamento para seus pacientes? Ou seria necessário um processo mais criativo, em que o próprio egocentrismo e a violência de uma pessoa são confrontados e acalmados em vias de uma maior compreensão de o quanto todos nós precisamos uns dos outros?

Quando estudei os tradicionais mapas budistas do progresso meditativo, fiquei fascinado, mas insatisfeito. Eles descreviam com grande precisão os vários estágios da meditação, mas pouco diziam sobre com o que um determinado indivíduo poderia de fato se deparar ao buscar aquele corpo puro de espontaneidade perfeita que o dalai-lama insistia estar à espera para ser descoberto. Não havia estudos de casos, e eram poucos os relatos em primeira mão sobre as lutas internas que uma pessoa contemporânea poderia enfrentar ao se confrontar com a própria mente. Ao aprender a meditar, embora com alguns dos melhores professores que pude encontrar, acabei percebendo que, uma vez entendido o básico, tinha que ensinar a mim mesmo como fazê-lo. Tive que pegar o que havia aprendido, em termos de técnicas formais, e depois torná-lo real a partir de dentro. Somente então comecei a entender o que a meditação poderia ou não realizar.

A colaboração do Dr. Benson com o dalai-lama se esvaiu algum tempo depois que nosso relacionamento se rompeu. Ouvi rumores sobre o motivo, mas nunca consegui uma história completa. Mas aquele primeiro encontro com o budismo tibetano foi fundamental para o meu desenvolvimento. Embora ainda tenha dificuldade para entender por completo a "heat yoga" que documentamos com tanto cuidado, os ensinamentos do dalai-lama me impressionaram profundamente. Ao me encorajar a questionar meu egocentrismo e reconhecer a violência que ele codifica, ao mesmo tempo que me levava a sério como indivíduo, o dalai-lama me deu um lampejo da visão que o budismo guarda para cada um de nós. Cada um de nós tem sua importância, mesmo quando nossa autoestima não se torna um obstáculo. E um corpo puro de espontaneidade perfeita, embora não necessariamente associado aos benefícios médicos concretos de uma pressão sanguínea abaixada, é algo que está ao alcance de todos.

Agora entendo que a meditação tem o potencial de nos ajudar a lidar com o pior e fazer aflorar o melhor de nós mesmos. Mesmo que o dalai-lama nunca tenha dito nada tão concreto, sua inspiração me ajudou a alçar acima da ênfase ocidental na *doença* mental, para englobar uma consideração pelas possibilidades da *saúde* mental. O fato de poder mirar nessa direção no trabalho como psicoterapeuta deu-me uma visão e um propósito que me sustentaram ao longo de muitas décadas de trabalho.

Com o passar dos anos, a meditação passou das margens da cultura para a psicologia e a medicina tradicionais. A pesquisa inicial do Dr. Benson e o seu subsequente desenvolvimento na Escola de Medicina de Harvard tiveram boa influência nisso. A Meditação Transcendental e a atenção plena (mindfulness), derivadas respectivamente das meditações tradicionais do hinduísmo e do budismo, foram integradas com sucesso nos esportes, nos negócios, na educação, na medicina e na psicoterapia. O surgimento do campo da neurociência cognitiva ajudou a popularizar a técnica mindfulness, delineando grande parte da promessa da meditação no que começamos a entender sobre o cérebro. Mas a mentalidade do Ocidente ameaça reduzir nossa capacidade de nos beneficiarmos realmente dessa integração. Queremos um reparo rápido com resultados comprováveis. Queremos ver mudanças em nosso cérebro. Queremos que os especialistas nos mostrem o que fazer e até, se tivermos sorte, que façam isso para nós. Em sua absorção pelo movimento do bem-estar, a meditação corre o risco de se tornar mais parecida com uma dermatologia cosmética do que a autoanálise contínua que é sua própria maneira de educação superior.

Por mais que a pesquisa do Dr. Benson tenha sido essencial para ajudar a meditação a ser aceita no Ocidente, os esforços da nossa cultura para destrinchar e promover seu ingrediente ativo como uma ferramenta da medicina moderna desmerecem o que a meditação tem a oferecer. Pode não ser útil separar o efeito placebo de uma relação médico-paciente atenta e vigorosa, e pode não ser útil destituir a meditação de sua função espiritual mais ampla de não violência e paz interior. A meditação é uma ferramenta que nos ajuda a explorar aspectos ocultos de nossa experiência individual, não é algo que qualquer pessoa possa fazer por nós, e só é possível ensinar seus esquemas formais. Se for para ser de alguma ajuda, temos que nos envolver com a meditação ativamente como uma arte, e não nos submeter a ela unicamente como uma ciência. Uma abordagem orientada para um objetivo, seja para acalmar a mente e relaxar o corpo, seja para atingir algum tipo de experiência transcendental, é antiético ao propósito maior da meditação. Para mim, a confiança e a intimidade do relacionamento psicoterapêutico se tornaram determinantes para ajudar a colocar esse propósito maior em foco.

DOIS
O CAMINHO DA INVESTIGAÇÃO

Como foi mencionado no capítulo anterior, descobri a meditação antes de decidir me tornar psiquiatra, antes da faculdade de medicina, antes de saber grande coisa sobre a abordagem ocidental à psicoterapia, antes de eu mesmo fazer terapia, e antes de atender qualquer um dos meus pacientes. Apesar do meu período com o Dr. Benson, cuja interpretação sobre meditação derivou da Meditação Transcendental, com o dalai-lama, cuja experiência repousa na tradição budista tibetana, e com Ram Dass, inspirado por seu guru hindu, fui atraído para a vipassana, ou meditação de insight, como me foi apresentada por alguns dos primeiros professores daquela tradição budista nos Estados Unidos: Joseph Goldstein, Sharon Salzberg e Jack Kornfield. A meditação de insight é desenvolvida ao redor da atenção plena (mindfulness), a consciência clara e determinada do que quer que esteja acontecendo conosco e dentro de nós nos momentos sucessivos de percepção,[12] e também é usada como ponto de partida para a investigação do self. Um dos princípios básicos é que muito do que consideramos self é uma construção, e que o esforço empregado para manter sua imagem acaba nos encerrando numa prisão criada por nós mesmos.

Acontece que a meditação de insight extrai seu poder do fato bastante peculiar de que nós nos vemos com maior clareza quando não estamos fazendo absolutamente nada. A mente não para nem mesmo quando cessamos toda atividade física ou digital. Sem nossa vida regular para nos distrair, não podemos deixar de olhar com mais profundidade nossa própria psique. O que vemos? A princípio, sobretudo o que já sabemos. A atividade incessante da mente. Pensamentos e preocupações diários. Confusões neuróticas remanescentes. Raivas, medos, anseios, desejos e ressentimentos. Ansiedades da mídia social. Mas também há lembranças, muitas delas dolorosas, algumas não. Essas lembranças chegam flutuando de algum lugar, justo quando as coisas começam a se acomodar. Aquele amigo que nos traiu, ou o que foi inesperadamente generoso. O professor que viu algo de especial em nós. Uma raiva recorrente de um pai ou uma mãe, ou um momento tranquilo com um avô ou uma avó. O primeiro amor e sua subsequente decepção. Sexo. Muitas dessas lembranças falam da confiança em que nosso self relacional se baseia, enquanto outras contêm sugestões de trauma. Algumas delas são o que os terapeutas chamam de "lembranças encobridoras"; contêm pistas para nossa identidade, para os eventos emocionais que ajudaram a nos formar. Podem parecer aleatórias, mas sua persistência sugere significados ocultos a serem explorados.

Por que uma das minhas primeiras lembranças é de minha mãe prometendo que poderia assistir a *The Mickey Mouse Club*, quando chegasse em casa do jardim da infância? Será que precisava ser subornado para vir para casa, ou estava simplesmente atraído por Annette Funicello*? Por que essa lembrança continua a aflorar? Existe muito tempo na meditação para refletir sobre tais questões, mas respostas claras são raramente acessíveis. O que emerge com mais destaque é a sensação da lembrança, a percepção visceral da cena e o nosso lugar nela. Sinto uma empatia por mim mesmo, na sala de brinquedos do jardim da infância, a melodia de *The Mickey Mouse Club* tocando na minha cabeça, e, como consequência, algum tipo de familiaridade com quem eu era aos 4 anos. Tenho dificuldade para dizer por que isso é importante, mas sei que é. Existe ternura na lembrança, ternura em relação ao garotinho cujo entusiasmo ainda consigo evocar.

---

* Atriz e cantora que trabalhou no programa *The Mickey Mouse Club* no começo da adolescência, alcançando grande popularidade nos Estados Unidos nos anos 1950. (N. T.)

No entanto, o insight não para ali. Por mais interessantes e importantes que sejam essas lembranças recuperadas, elas são os primeiros passos, e não os lugares de repouso, no caminho da investigação. Embora proporcionem um precioso senso de continuidade, também mostram o quanto os elementos estruturais da individualidade são realmente incidentais. Quando me lembro de mim mesmo no jardim da infância, fico aliviado por sentir a conexão com minha exuberância dos 4 anos de idade, mas também reconheço como é frágil a espinha dorsal da minha identidade. Meu autoconceito é baseado nisso? Se me reporto ao meu começo, encontro... Mickey Mouse? A vipassana esclareceu essa questão, ligando-me com minha história de maneira profunda e significativa ao mesmo tempo que aponta a aleatoriedade do material que me forma. A individualidade é construída sobre um alicerce muito inseguro. Emergimos do nada e nos forjamos às pressas a partir de experiências arbitrárias e espontâneas que surgem pelo caminho. Minha esposa, ao descrever os simultâneos horrores e maravilhas da gravidez, gosta de dizer que fez um bebê a partir de um atum. O que pode ser mais estranho do que a criação de um ser humano dentro do corpo de outro? A meditação nos faz ver algo semelhante. Ela nos mostra que estamos continuamente construindo uma identidade a partir do material bruto de nossa experiência diária. Assim como o cego e o elefante na parábola indiana[*], tateamos no escuro, contando a nós mesmos uma história a partir dos pedaços que conseguimos tocar.

Nos esquemas clássicos do budismo *teravada*, praticado em Myanmar, na Tailândia e no Sri Lanka, há, em termos gerais, dois tipos de meditação. O primeiro é a concentração, em que a atenção é consistentemente focada em um único elemento, tais como a respiração ou um som, uma reza, um mantra. Qualquer coisa a mais

---

[*] A parábola fala em um grupo de cegos tentando descobrir, através do tato, o que é um elefante. Como cada cego só tem acesso a uma parte do animal, o entendimento que têm é de acordo com a parte tocada, gerando interpretações variadas e conflitantes. (N. T.)

é tratada como uma perturbação ou interrupção. Quando a mente se distrai do elemento central, o meditador é instruído a ignorar a interferência e voltar a atenção ao elemento central. Em geral, as pessoas acham que a meditação se resume a isso, mas na verdade trata-se apenas de uma fração. O outro tipo importante de prática é a atenção plena (mindfulness), em que é dada uma atenção imparcial a tudo que existe para ser observado: aos elementos mutáveis da contemplação. Nesse tipo de meditação não existe nada que seja uma distração. O que quer que surja – pensamentos, sentimentos, lembranças, emoções, sensações e até a própria consciência – pode se tornar um objeto de consciência plena. A meditação madura envolve a interação de concentração e mindfulness; ambas são trabalhadas desde o início. É muito difícil manter a atenção plena a elementos rapidamente mutáveis da experiência, por exemplo, sem o desenvolvimento da concentração, então a maioria dos meditadores das tradições budistas usam ambas as técnicas em momentos diferentes, oscilando entre os dois modos de atenção.

Mas da perspectiva do insight, ambas as estratégias são práticas do nível iniciante, e não um fim em si mesmo. São projetadas para guiar quem medita a uma compreensão mais profunda. Neste contexto, insight significa ver através da natureza fixa das coisas, em particular das imagens fixas que temos de pessoas, crenças, identidades, expectativas e self. A palavra para insight, "vipassana", tem o significado original de "ver através da divisão". Significa ver analiticamente, observar as coisas em separado e olhar sob suas aparências superficiais. Com atenção contínua e atenta para o sempre cambiante fluxo e fluidez da experiência, a relação mente/corpo que vemos naturalmente como "eu" e "meu" começa a perder sua solidez. Esses pensamentos adictivos, que reforçam nossa sensação de separatismo – de julgamento, crítica e apego – de "eu gosto disso" ou "eu não gosto daquilo", são vistos como temporários, porosos e incidentais, e não como "certos" ou "corretos". A sensação de que cada um de nós é isolado na própria mente e corpo, de que somos fundamentalmente separados uns dos outros e do mundo em que estamos inseridos, começa a ceder e emerge outra maior de interconectividade. Surge uma compaixão por aqueles – inclusive por si mesmo – que estejam limitados por uma maneira de pensar mais primitiva e autocentrada, e considera-se que a combinação de compaixão e sabedoria resultante do insight seja a fruição do caminho de uma investigação, uma reconfiguração em que desejos e preocupações egocêntricos se reduzam e os altruísticos tomem a dianteira.

Ao completar minha formação médica e começar a estudar psiquiatria ocidental e sua tradição psicanalítica, já estava profundamente familiarizado com essa maneira de pensar. Uma das primeiras coisas que descobri foi que, de fato, não havia um manual de como ser um terapeuta. Tal qual no caso da meditação, tinha que ser compreendido a partir de dentro. Não havia um roteiro a seguir ao se sentar com um paciente, nenhum "modo certo" de lidar com as coisas, apenas um conjunto de orientações éticas e uma confiança de que escutar com um "terceiro ouvido" ajudaria a elaborar uma reação útil e apresentar um propósito útil. Cada pessoa, cada consulta e cada problema requeriam uma improvisação que me mantinha pisando em ovos, algo muito parecido com o que senti ao praticar mindfulness em meus primeiros retiros silenciosos. Tive professores, supervisores e terapeutas maravilhosos, mas mesmo nos primeiros dias, quando ainda estava em treinamento, assim que a porta se fechava e eu ficava sozinho com o paciente, ninguém sabia o que eu poderia fazer ou dizer, muito menos eu mesmo.

Isto me colocou numa situação interessante desde o começo. Recentemente, li o livro de um psicanalista japonês com formação no Ocidente que havia viajado para a Suíça a fim de estudar análise junguiana.[13] Através do seu trabalho ali, ele acabou valorizando a tradição zen-budista do seu próprio país, que antes lhe parecera de pouco interesse. A terapia fez o zen ter sentido para ele por causa da ênfase mútua no "não fazer".

No meu caso, como tinha mergulhado muito fundo na vida espiritual antes da faculdade de medicina, tendia a olhar tudo que estava aprendendo sobre terapia pelo prisma, ou lentes, do pensamento budista. Para mim, o budismo deu sentido à terapia. Acabei percebendo que a psicoterapia ocidental tem potencial para ser um veículo de despertar, exatamente como a meditação pode ser. Trata-se de outra maneira de descobrir e confrontar as preocupações egocêntricas que nos impedem de viver uma vida mais plena. O fato de a atenção de quem medita ser dirigida para dentro e a do terapeuta para fora não tornava suas posturas nem um pouco diferentes. Descobri que podia manter uma lealdade tanto para a atenção plena quanto para o insight, enquanto conversava com meus pacientes, e isso me deu muita confiança no poder da psicoterapia em transmitir algo espiritual.

Enquanto morava na Sicília, no começo da década de 1920, D. H. Lawrence escreveu um poema chamado "Cobra", que descreve perfeitamente uma versão deste processo. Não conhecia o poema até ser recentemente mencionado por uma amiga, mas, desde então, muitas pessoas me contaram que o estudaram na escola. A amiga que me chamou a atenção para ele, por exemplo, disse que o leu pela primeira vez no quinto ano e que ficou muito impressionada, mesmo àquela época. Para mim, o poema foi revelador, conhecendo-o, como o conheci, depois de muitos anos em que tentava integrar budismo e terapia. Lawrence escreveu o poema numa linguagem cotidiana convencional, descrevendo a breve visão de uma cobra dourada enquanto buscava água no poço de seu quintal. Mas teve uma autoconsciência de poeta semelhante, se não idêntica, a que é desenvolvida na meditação. Observou não apenas a serpente, mas também a própria mente. E ficou surpreso com o que viu em si mesmo, muito parecido com a maneira que o insight, quer venha da meditação quer da psicoterapia, nos leva a conversar com a violência implícita de nosso ego. Aqui está o famoso poema de Lawrence na íntegra:

Cobra

Uma cobra veio a meu cocho d'água
Em um dia quente, quente, e eu de pijama por causa do
*   calor,*
Ali para beber.

À sombra profunda e com aroma estranho da grande
 alfarrobeira escura,
Desci os degraus com minha jarra
E precisei esperar, ali em pé, parado, porque lá estava ela
no cocho à minha frente.
Desceu por uma fenda escura no muro de barro,
E arrastou sua indolência marrom-amarelada, de barriga
 macia, por sobre a beira do cocho de pedra,
E apoiou a garganta no fundo rochoso,
E onde a água havia pingado da torneira, em uma pequena
 clareira,
Ela bebericou com a boca esticada,
Bebeu com calma por suas gengivas esticadas, para dentro
 de seu longo corpo relaxado.
Silenciosamente.

Alguém estava à minha frente no meu cocho d'água,
E eu esperando, como o segundo da fila.

Ela ergueu a cabeça parando de beber, como faz o gado,
E me olhou vagamente, como o gado faz ao beber,
E tremulou sua língua bífida por entre os lábios, e
 devaneou por um tempo.
Curvou-se e bebeu um pouco mais,
Sendo marrom-terra, dourado-terra vindo das entranhas
 ardentes da terra
No dia de julho siciliano, com o Etna fumegando.

A voz com que fui educado disse-me:
Ela precisa ser morta,
Porque na Sicília, as cobras pretas, pretas são inocentes, as
 douradas, venenosas.

E vozes em mim disseram, se você fosse homem,
Pegaria um bastão e a quebraria agora, acabando com ela.

Mas devo confessar o quanto gostei dela,
O quanto fiquei feliz que tivesse vindo como um hóspede,
em silêncio, para beber no meu cocho d'água
E partir em paz, apaziguada e ingrata
Para dentro das entranhas fumegantes da terra?

Foi covardia não ousar matá-la?
Foi perversão desejar falar com ela?
Foi humilhação me sentir tão honrado?
Senti-me muito honrado.

E, no entanto, aquelas vozes:
Se você não tivesse medo, tê-la-ia matado!

E sinceramente, senti medo, senti muito medo,
E ainda assim, ainda mais honrado
Que ela tivesse buscado minha hospitalidade
Saindo da porta escura da terra secreta.

Bebeu bastante
E ergueu a cabeça, sonhadora, como alguém que bebeu,
E tremulou sua língua como uma noite bifurcada no espaço,
tão negra,
Parecendo lamber os lábios,
E olhou em volta como um deus, sem ver, para o alto,
E virou lentamente a cabeça,
E lentamente, muito lentamente, como triplamente
sonhadora,
Seguiu para arrastar seu longo cumprimento, dando a volta
E tornando a subir a beirada quebrada do meu muro.

E ao colocar a cabeça dentro daquele buraco espantoso,
E se puxar lentamente, relaxando os ombros à maneira
ofídea, e penetrar adiante,
Uma espécie de horror, uma espécie de protesto contra sua
retirada para dentro daquele medonho buraco negro,

Indo deliberadamente para dentro da escuridão, arrastando
　　　seu corpo lentamente,
Dominou-me agora que ela estava de costas.
Olhei em volta, pousei minha jarra,
Peguei uma acha tosca
E joguei-a no cocho d'água com um ruído.

Acho que não a atingi,
Mas, de repente, aquela sua parte que havia ficado para
　　　trás convulsionou-se numa pressa indigna,
Contorceu-se como relâmpago e se foi
Para dentro do buraco negro, a fissura labial da terra na
　　　superfície do muro,
Para a qual, no intenso meio-dia estático, eu olhava fixo,
　　　com fascinação.

E imediatamente me arrependi.
Pensei, que atitude torpe, vulgar, sórdida!
Senti desprezo por mim mesmo e pelas vozes da minha
　　　maldita educação humana.

E pensei no albatroz,
E desejei que ela voltasse, a minha cobra.

Porque para mim ela voltava a parecer um rei,
Um rei no exílio, sem coroa no submundo,
Merecendo agora voltar a ser coroado.

E então perdi minha chance com um dos senhores
　　　da vida,
E tenho algo a expiar:
Uma mesquinharia.

Sempre que leio esse poema fico assombrado. "E então perdi minha chance com um dos senhores da vida", Lawrence lamenta. *Quantas chances perdi,* me pergunto, *dominado por meu próprio ego/albatroz?* No entanto, o escritor inglês esteve presente durante todo o drama, ele incluído. Ele se viu olhando a cobra e ao mesmo tempo viu sua mente reagindo à cena. Foi testemunha do seu conflito interior – seu deslumbramento perante a majestade da cobra versus seu desejo "educado" de destruir a ameaça perigosa – e foi impotente no desenrolar do espetáculo para impedir as "vozes" de sua "educação execrável" de assumir o controle. Viu seu ego aflorar e roubar a cena, forçando-o a um ato destrutivo que comprovou sua masculinidade, mas estragou e corrompeu a grandeza que lhe havia sido momentaneamente concedida. Mas aprendeu ao se observar. Viu-se frente a frente com a vulgaridade e a pequenez do seu ego, uma conquista meditativa, se é que houve alguma. Porque é somente observando o ego friamente, vezes sem conta, que sua natureza pode ser significativamente revelada. Sem uma experiência objetiva do quanto sua mesquinhez pode ser limitante, não existe motivação para evoluir além dela.

Ao levar sua jarra para o cocho d'água, Lawrence estava, como qualquer um de nós, predisposto a meditar. Nunca sabemos de fato o que vamos encontrar. A jarra, assim como o mingau de arroz oferecido ao Buda, é um substituto para o tipo de atenção que cultivamos na meditação, a atenção que nos encoraja a ficar fascinados até pelas coisas que mais nos perturbam. E a cobra, como a serpente-rei que o Buda acordou no fundo do rio ao jogar sua tigela, representa a energia latente que é mobilizada por essa conscientização. Gosto da palavra *beholding*, que equivaleria a "apreensão visual" em português, para descrever a contemplação meditativa. Uma vez me disseram que James Joyce a usava para descrever a única maneira de olhar para uma obra de arte: trazer o objeto perto demais equivale à pornografia, e se distanciar demais dele equivale a uma crítica. Lawrence, à espera, segurando sua jarra, estava apreendendo toda a cena no jardim, à maneira que um jovem monge na época do Buda era instruído a "se sentar de pernas cruzadas e colocar sua atenção plena à frente". Mas foi dominado pelo ego e pousou a jarra, substituindo-a por uma acha. Esta tendência a abandonar a postura atenta e neutra e substituí-la por uma crítica e preconceituosa é generalizada, mesmo entre aqueles com amplo conhecimento de uma ideologia espiritual. É fácil ver os instintos básicos de uma pessoa como perigosos ou destrutivos, e tentar se esquivar deles ou erradicá-los da maneira que o Buda, em seu período ascético, tentou fazer, de início. Mas isto nos priva do poder, da energia e do material bruto de nossa natureza humana, sendo que tudo isso precisa ser recrutado para que se consiga o despertar. Como descobri, a psicoterapia é uma aliada útil nessa abordagem. Embora os terapeutas e seus pacientes possam esbarrar no turbilhão instintivo e na história pessoal que as lembranças, os sonhos e as reflexões com frequência invocam, isso não é um fato estabelecido. Há muito o que aprender com os senhores do submundo, os reis destronados e exilados do inconsciente.

Na tradição zen-budista do leste da Ásia, o processo de despertar é descrito não por meio de uma cobra, mas da domesticação de um boi. Uma série de dez poemas ilustrados descreve como a mente, representada pelo boi, é descoberta, vista, agarrada, domesticada, cavalgada, esquecida, transcendida e enfim aceita como uma ferramenta útil, embora fundamentalmente ilusória, para ajudar os outros.[14] Os famosos versos destacam como a mente indomada pode ser indisciplinada, o esforço que é manter uma atitude disciplinada de auto-observação e o alívio de não mais estar à mercê dos próprios pensamentos e sentimentos. Eis alguns dos meus preferidos:

4. Agarrando o boi

Um último esforço desesperado, peguei-o!
Difícil de controlar, forte e selvagem,
O boi dispara colina acima e, no alto,
Desaparece no nevoeiro.

5. Domesticando o boi

Não solte o chicote, segure-se à corda
Ou ele sairá pinoteando na lama.
Bem conduzido, em perfeita harmonia,
Ele seguirá sem nenhuma restrição.

8. Boi transcendente

Chicote, corda, ego, boi – não restam vestígios.
Os pensamentos não podem penetrar no vasto céu azul,
Flocos de neve não podem sobreviver em um fogão em brasa.
Chegando aqui, encontre os antigos professores.

Essa série de versos, descrevendo a dificuldade de domesticar a mente, oferece uma visão geral bastante útil para aqueles que procuram explorar a meditação, mas não tem muito a oferecer em termos de orientação psicológica para todos os problemas que uma pessoa provavelmente enfrentará ao tentar trazer a conscientização meditativa para a vida real. Meus pacientes não levam a vida de monges japoneses do século XII, nem estão exclusivamente focados em contemplação meditativa. Estão criando filhos, trilhando carreiras, envolvendo-se em relacionamentos, realizando trabalhos criativos, lidando com os pais, companheiros, empregadores, amigos e com os próprios impulsos destrutivos. Ao tentar trazer um grau de entendimento a essa vida agitada, buscaram a terapia, procurando um sentido em meio a um tempo que passa em disparada, interrompendo o ritmo alucinante da vida cotidiana para um compasso de pausa e reflexão.

As tradições zen da China e do Japão estão sempre buscando maneiras criativas de iluminar a verdadeira natureza de uma pessoa. Não posso deixar de me encantar com a antiga sabedoria dos *koans* tradicionais zen, que sintetizam os paradoxos de um verdadeiro conhecimento. Eis aqui um que parece apropriado para o que segue:

> Um monge perguntou: "Qual é a substância da pessoa de verdade?".
> O mestre respondeu: "Primavera, verão, outono, inverno".
> O monge disse: "Sendo assim, é difícil eu entender".
> O mestre replicou: "Você perguntou sobre a substância da pessoa de verdade, não foi?".[15]

Este *koan*, em particular, me fala sobre a impermanência, sobre a maneira como nossa verdadeira natureza, do nascimento à morte, reflete-se nas estações mutáveis. Através da poesia, da pintura e dos ensinamentos espirituais, o zen buscou métodos para abrir as cortinas do ego, de modo a despontar uma compreensão intuitiva mais profunda. Com frequência, o veículo era uma observação próxima do mundo natural, cujos contornos espelhavam, de certa maneira intuitiva, a paisagem interna do observador. A contemplação meditativa, virada do avesso, permitiu que as mínimas particularidades de um determinado momento descrevessem o processo infindável dessa transformação, do qual todos nós fazemos parte. Como Lucien Stryk colocou em sua introdução a uma compilação de poesia zen: "Primeiro plano, plano de fundo, cada um deles fazia parte do processo, tanto na poesia quanto na pintura, a essência se descobrindo em meio às coisas do mundo".[16] À minha maneira, tentei fazer algo parecido neste livro, focando nas mínimas particularidades e nos fragmentos mundanos da conversa de uma determinada sessão de psicoterapia, da maneira que os poetas zen se concentravam no sabor de seu entorno imediato. Com as estações como contexto, tentei recriar o fluxo da terapia conforme ela se desenvolveu em um determinado ano: inverno, primavera, verão e outono, vindo e indo assim como os pacientes vieram ao meu atendimento e se foram.

> *Na encosta pedregosa, floridas*
> *Ameixeiras – vindas de onde?*
> *Assim que as viu, Reiun*
> *Dançou por todo o caminho até Sandai.*[17]

Podem ameixeiras floridas brotar na encosta pedregosa da psicoterapia? A mente pode se descobrir num consultório de terapeuta e, caso possa, podemos, assim como os monges zen de antigamente, dançar com cada um até em casa?

PARTE DOIS
UM ANO DE TERAPIA

*Todos nós esperamos que os pacientes terminem
seu trabalho conosco e nos esqueçam, e que descubram
que o próprio viver é a terapia que faz sentido.*
D. W. WINNICOTT[18]

TRÊS
INVERNO

Comecei este projeto – registrar a natureza mercurial de uma série de sessões psicoterapêuticas – para responder a uma questão incômoda: De que maneira o meu envolvimento com o budismo afeta meu trabalho como terapeuta? A meditação me ensinou, me transformou e moldou a minha vida. Mas como eu a uso – ou, sendo mais objetivo, como ela me usa – em minha interação com pacientes? Raramente dou alguma instrução formal sobre meditação como exemplo, e, se não fosse pelos meus livros, muitos dos meus pacientes não estariam cientes das minhas inclinações budistas. Sei que a meditação me ensinou a permanecer quieto e escutar sem julgamento, mas seriam as duas únicas maneiras com que contribuiu para a minha atuação profissional?? O que estou oferecendo a meus pacientes que seja diferente do que é dado por um terapeuta não budista? E se algo estiver sendo transmitido, o que é, e como é recebido?

Era de se pensar que não seria algo tão difícil de imaginar. Passei anos escrevendo sobre o paralelismo entre as duas psicologias: comparando, contrastando e traduzindo as ideias de uma para a linguagem da outra, ao mesmo tempo que atendia pacientes e frequentava retiros regulares de meditação silenciosa. Mas nunca me senti um especialista em nenhuma das tradições, nem me senti motivado a formular, muito menos registrar, um híbrido entre os dois. Reagi com horror à chegada da "psicoterapia consciente" e sempre tomei cuidado para não me revestir com roupagens espirituais, nem rejeitar o conhecimento acumulado do pensamento psicanalítico contemporâneo. A prática de mindfulness como substituta para a psicoterapia tradicional me choca como sendo uma visão limitada, jogar o bebê fora junto com a água do banho; e misturar as duas tradições, justo quando estão começando a se conhecer, sempre me pareceu prematuro. A maioria de tais tentativas improvisou elementos superficiais de cada uma, em detrimento de ambas.

Mas, apesar desses escrúpulos, sei que o budismo tem sido e se mantém uma influência importante no meu trabalho. Tendo desenvolvido meu próprio estilo como terapeuta, acabei confiando em mim mesmo para encontrar o meu caminho com as pessoas que me procuram. Para este livro, propus-me a tarefa de investigar meu próprio processo com mais profundidade. Posso explicar no que o budismo está colaborando? Sempre quis que isso fosse transmitido por mim sem palavras. Está sendo? Ou minhas palavras também são importantes? O que as pessoas estão recebendo de mim que faz diferença na vida delas?

Percebi, quando comecei a encarar tudo isso mais objetivamente, que não tinha respostas satisfatórias, e que em muitos aspectos este "não saber" tem sido uma escolha deliberada da minha parte. Sempre quis deixar o budismo no plano de fundo do meu trabalho, imaginando que, se tivesse obtido alguma coisa dele, emergiria naturalmente ao ajudar as pessoas nos esforços habituais da vida cotidiana. Quis que a meditação estivesse *em* mim e *de* mim, que fosse algo que eu incorporasse e não algo sobre o qual desse um excesso de instrução literal. Melhor simplesmente confiar no processo e não tentar fazer dele uma religião, foi o que sempre pensei. Agindo numa combinação de fé e experiência acumulada, durante muitos anos me permiti apenas um mínimo de autoexame neste tópico em particular.

Mas agora isso mudou. Sempre me senti feliz em trabalhar no momento, em confiar que as sessões se revelariam e em deixá-las desaparecer quando terminassem. É raro eu fazer anotações detalhadas ou lembrar especificidades da história de um paciente que não me venham espontaneamente quando está comigo, no consultório. Mas para explorar a questão a que me propus, decidi voltar as lentes para mim mesmo, jogar luz sobre meu método – tal como ele se tornara –, abrir a cortina do meu trabalho no consultório e examiná-lo conscientemente – modo de dizer – com mais cuidado. O que torna o que eu faço budista? Posso encontrar isso nos detalhes das minhas sessões diárias? E seria capaz de expressá-lo com mais precisão, depois de observar com mais rigor minhas interações efetivas?

Desafiei-me a anotar, no decorrer de um único ano, com tanta fidelidade quanto conseguisse me lembrar, os detalhes de ao menos uma sessão por semana (ou a cada duas semanas), quando algo interessante chamasse minha atenção, quando sentisse que o elemento budista estava em ação. Às vezes essa influência era clara: as pessoas poderiam me perguntar sobre a técnica da meditação, ou eu poderia, espontaneamente, trazer para a conversa algo aprendido com o budismo. E às vezes era apenas uma sensação: me percebia indo além da análise tradicional para ajudar alguém a captar uma perspectiva alternativa em qualquer que fosse o problema que o estivesse perturbando. Tive que me obrigar a perseverar com o projeto, e raramente reli alguma coisa que tivesse escrito até que a maior parte do ano tivesse se passado, mas persisti, acumulando uma amostra meio ao acaso de um ano de psicoterapia em meu consultório na cidade de Nova York.

Por um lado, minhas escolhas foram arbitrárias. Não me esforcei para mapear o progresso de nenhum paciente em particular, mas me concentrei em minhas próprias sensações de ter contribuído com algo de valor em todos os encontros que escolhi registrar. Sendo assim, no decorrer deste relato, muitos pacientes são apresentados, mas fazem apenas uma única aparição, e somente alguns reaparecem. Raramente existem questões que são resolvidas ou esclarecidas, mas, ainda assim, existem com frequência sugestões de movimento, crescimento e abertura. Estas foram as interações que chamaram minha atenção e que, com o avançar do ano, tornaram-se cada vez mais interessantes para mim. O que estava acontecendo naqueles momentos? Cheios de nuances, sutis e efêmeros, às vezes eles também eram mágicos.

Por causa da natureza ocasional nas minhas escolhas, o tópico comum principal neste registro é meu próprio processo de investigação e descoberta. Não sabia que estaria registrando o último ano de uma psicoterapia frente a frente, em pessoa, antes do início da Covid-19, e embora, com certeza, isto não constasse da minha agenda, já existe certa qualidade histórica no material que se segue. Seja como for, ao apresentar uma seleção de um ano de casos, surge uma percepção tanto da amplitude da carga de trabalho de um terapeuta típico quanto da banalidade de grande parte do assunto em foco. Com o advento de quarentenas, distanciamento social e permanência em casa, com certeza teria havido uma mudança em nossos tópicos de conversa, mas a maioria das questões básicas das pessoas teria, sem dúvida, permanecido a mesma. Os detalhes específicos da vida dos meus pacientes, conquanto sejam, com frequência, interessantes, não são, no entanto, o ponto desta empreitada. O que quis explorar foi a psicoterapia como uma experiência espiritual.

Embora estivesse interessado em como e quando tentava ensinar elementos de meditação budista, acabei percebendo que o ensinamento, por si só, não explicava o que andava procurando. A meditação introduz uma nova sensibilidade nas pessoas. Pode ser praticada como técnica, mas acaba sendo algo que a pessoa internaliza e adapta às próprias circunstâncias, à própria individualidade. A consciência meditativa, da maneira que a percebi, encoraja as pessoas a aceitarem suas neuroses, seus conflitos, seus rompantes e suas emoções perturbadoras, mas não a serem reféns delas. Pede que as pessoas olhem além de suas defesas costumeiras, suas preocupações costumeiras, para o centro silencioso e imóvel da personalidade, onde somos quem sempre temos sido. A meditação tem a ver com enxergar através da identidade presumível de alguém, de suas identificações, para se tornar uma versão mais verdadeira de sua individualidade singular.

Será que algum dia conseguirei tornar isto uma realidade para as pessoas que vêm se consultar comigo? Acho que não. Ninguém pode fazer isto pelo outro; só podemos fazer isto por nós mesmos. No entanto, algo importante transpira quando uma sensibilidade meditativa é filtrada pela experiência da psicoterapia. No budismo tradicional, com frequência, a analogia é feita com dedos apontando para a Lua. Sempre tive dificuldade com esse exemplo. O que os dedos devem estar representando, e o que é a Lua? Mas ao escrever este livro, passei a entender isso melhor. A Lua é nossa verdadeira natureza. Nós mesmos temos que encontrá-la. Mas palavras, conversas, diálogos, ensinamentos e até uma boa psicoterapia podem, assim como os dedos, ajudar a apontar o caminho. No que vem a seguir, tentei tirar as luvas e mostrar minha mão, por assim dizer. Se isto encorajar algumas pessoas a procurar a própria lua, ficarei muito feliz.

APEGO

Um monge perguntou: "O que é meditação?".
O mestre respondeu: "É a não meditação".
O monge disse: "Por que é a 'não meditação'?".
O mestre disse: "Está vivo, está vivo!".

CHAO-CHOU, "Recorded Sayings", #100[19]

Jack
5/12/2018, 11h30

Jack quer saber se algum dia vai se curar. Ele é filho de sobreviventes do Holocausto, cujos pais encontraram-se ao final da guerra, em um campo de refugiados, antes de ele nascer. O pai era um criador de gado na fronteira da Polônia com a Alemanha, arrebanhado no comecinho da guerra e confinado em uma série de campos de trabalhos forçados e de extermínio depois que sua primeira mulher e os dois filhos foram sumariamente mortos. Sua mãe, de uma família culta na Lituânia, perdeu os parentes, entre eles uma criança pequena, nas câmaras de gás, e sobreviveu a múltiplas brutalidades que lhe foram infligidas nos campos. Jack, agora com 60 anos, nasceu na África do Sul depois da guerra e se lembra da insuportável e inatingível tristeza dos pais. "Hoje me comportei bem?", perguntava repetidamente, como se seu comportamento fosse a causa do sofrimento que ele intuía, mas nunca conseguia identificar. Seus pais raramente falavam de sua provação na frente dele, nem sobre as famílias anteriores que eles haviam perdido.

– Quando vou me curar? – Jack volta a perguntar. Ele não está de fato pedindo uma data, e sim expressando a impossibilidade de algum dia se livrar da dor dos pais, embora a esta altura já estejam mortos há um bom tempo. Ele acabou de conhecer um primo de sua mãe, que ainda vive na África do Sul, que lhe deu novas informações sobre ela. Ela havia morado em uma bela casa no centro de Vilnius, frequentara um ginásio de prestígio, e seu pai era advogado. Quando ela e sua família estavam sendo retiradas do gueto e levadas para um campo de concentração, sabiam que estavam se dirigindo para a morte. Sua mãe, então uma bela jovem com 20 e poucos anos, foi poupada, mas foi o único membro de sua família a não ser morto nos campos.

Jack faz terapia comigo há uns dois anos, lidando com as consequências de um divórcio, uma importante mudança de cargo, um novo casamento e o caminhar de seus filhos para a vida adulta. Mas por detrás de todos esses acontecimentos da vida, está a natureza incompreensível do sofrimento de seus pais. Ele sonhava com passagens escuras, com longos corredores pontuados por portas fechadas, e com a impossibilidade de encontrar o caminho para casa. Existe uma dor dentro dele que não vai embora.

Fico comovido com o desejo de Jack em ficar bom, mas sei que não existe maneira de apagar a busca de sua infância para aliviar o sofrimento dos pais. Nem existe remédio para a incapacidade de seus pais em lhe proporcionar o ambiente interpessoal alegre pelo qual ele ansiava. O Holocausto está gravado muito profundamente na psique de todos para que qualquer uma dessas possibilidades se concretize. De certa maneira, preciso contar a ele que sua cura não depende de se livrar dos traumas que lhe foram transmitidos. Me arrisco e convido-o a se arriscar também.

– Você já está curado – anuncio. – Você não precisa de cura, você é o curandeiro. Imagine o que deve ter sido para seus pais ter outro filho depois de tudo que eles passaram.

Jack olha para mim como se fosse louco, e preciso repetir duas ou três vezes para que ele me leve a sério. Explico que as crianças pequenas absorvem a tristeza dos pais, seja qual for a origem, e deduzem que sejam a causa dela. As crianças não conseguem deixar de ser autocentradas, e com frequência assumem responsabilidade por problemas em um casamento, pela depressão do pai ou da mãe, ou mesmo por algum abuso que sofram nas mãos de adultos. Os terapeutas chamam isso de "introjeção", e uma das tarefas da terapia é tornar essas introjeções conscientes, de modo que a pessoa não precise viver sob sua influência. Jack introjetou o trauma dos pais, tornando-o seu.

Em resposta aos pedidos de Jack, conto a ele sobre a bodisatva budista da compaixão, Quan-Inn, cujo nome chinês significa "aquela que escuta nossos gritos". Os bodisatvas são seres altruístas iluminados que ficam no mundo para ajudar outras pessoas a encontrarem seu caminho. Jack nunca tinha ouvido falar de Quan-Inn, mas fica interessado. No Tibete, a Quan-Inn mudou de sexo e foi transformada no Avalokiteshvara de mil armas, cujas múltiplas mãos estendem-se para arrancar os seres sofredores de suas sinas.

– Você é como aquela bodisatva – digo-lhe. – Escutou o choro dos seus pais e veio até eles. Seu próprio nascimento já foi um ato de compaixão. É isso que faz de você um curandeiro.

Jack parece um pouco atônito ao sair, um pouco perplexo e nervoso, mas fico com uma boa sensação sobre a conversa. Eu o surpreendi e, tirando-o do prumo, tenho a sensação de que algo mudou.

* * *

Esta foi a primeira sessão que anotei, antes de ter uma visão clara do que meu projeto exigiria. Foi um raro, mas não único, exemplo da minha invocação a um tema budista explícito durante uma sessão de terapia, e acho que foi o que chamou minha atenção. A menção a Quan-Inn foi espontânea. Não sabia se Jack estava familiarizado com ela; por ele não estar, precisei explicá-la para ele. Levou algum tempo e ameaçou prevalecer durante a sessão, afastando-o dos seus sentimentos e inserindo-o em seu intelecto, mas quis dar outra perspectiva aos sentimentos duradouros de Jack de nunca ter bastado. Se ele pudesse se imaginar, nem que fosse por um momento, como o curandeiro, esperava que começasse a se descolar de sua identidade irrefutável como alguém que precisava ser curado. Sua reação levemente confusa ao nosso diálogo sugeria algum nível de sucesso. Às vezes, a instabilidade é um sinal de novas possibilidades.

Pensando neste diálogo com Jack, percebo que exemplifica algo essencial no meu método. O budismo ensina que a principal causa do sofrimento é o apego. A mente desperta, a mente iluminada, é uma mente que, nas palavras do Diamond Sutra, "não se apega a nada". Como terapeuta, exercitei-me a sempre procurar e focar no apego de meus pacientes, seja lá como ele se manifeste. Às vezes se mostra em relacionamentos íntimos, quando alguém é apegado de um jeito carente; às vezes é na terapia, quando as pessoas não conseguem parar de culpar os pais por arruinar sua vida; às vezes revela-se quando as pessoas se culpam repetidamente, de maneira punitiva, por não serem perfeitas; e, às vezes, como no caso de Jack, aparece na forma de pensamentos queixosos que assumem vida própria. Qualquer que seja o modo como se manifesta, o apego é o denominador comum. Uma terapia efetiva, seja da perspectiva budista, seja da psicanalítica, funciona quando consegue minar essa tendência tão comum.

Existe uma famosa pintura de um mestre zen japonês do século XVIII que fala à universalidade da situação difícil de Jack, mesmo quando as especificidades de ser filho de sobreviventes do Holocausto está fora da experiência da maioria de nós. Sua imagem é uma representação maravilhosa de apego e sua libertação. Um macaco está de cócoras em um campo com ambas as mãos cobrindo com força os ouvidos, enquanto um cuco, voando com o bico aberto, eleva-se ao fundo. Hakuin, o mestre zen, desenhou a imagem entre seus sexagésimo e octogésimo anos, no período em que atingiu a iluminação.[20] Abaixo dessa pintura, ele escreveu um pequeno poema usando a caligrafia. A tradução é a seguinte:

> *Mesmo quando não escuta,*
> *Ergue uma mão —*
> *O cuco!*

Hakuin é o criador da famosa frase zen "Qual é o som de uma mão batendo palmas?", um *koan*, ou enigma, sem resposta racional cuja reflexão deve ajudar a pessoa a alcançar um entendimento além do pensamento conceitual. Só que a frase criada por Hakuin não era bem assim. Era só "Qual é o som de uma mão?", e sua pintura e seu poema fornecem as pistas para a resposta. O macaco na pintura está decididamente emperrado em seus próprios pensamentos costumeiros. Ali está ele, no campo, com as mãos apertadas sobre os ouvidos, escutando apenas a si mesmo. "Mente de macaco" é uma imagem nas culturas budistas para o pensamento incessante e repetitivo que emperra nossa vida diária e obscurece a mente pura da espontaneidade que se esconde por debaixo. O cuco, reverenciado no Japão como o arauto de todo o bem-estar, relaxamento e calor do verão que se aproxima, é emblemático daquela liberdade natural subjacente. Um cuco canta durante o voo, daí seu bico aberto, sua melodia invisível para o macaco agachado, que escuta apenas a si mesmo. Jack, assim como muitos de nós, estava preso em um pensamento pesaroso que havia muito o torturava. "Quando vou ficar bom?" Muito preocupado com seu pensamento, ele era incapaz de alçar voo, de enxergar o todo, ou de escutar o som mais doce. Minha intervenção, invocando Quan-Inn, foi uma tentativa de fazer Jack levantar uma mão, perceber o fluxo se movimentando, livrá-lo de seus pensamentos repetitivos. Será que ele conseguiria escutar o que eu estava dizendo? Poderia se abrir para outra maneira de imaginar as coisas?

Uma das clássicas imagens associadas a esse *koan* específico é aquela do afogado erguendo a mão acima da cabeça numa última tentativa de ser salvo. O afogado é um símbolo de alguém como Jack, perdido no sofrimento, mas ansioso por se libertar. É o bodisatva, o amigo espiritual por excelência que estende a mão para agarrar o braço esticado do espírito que naufraga, oferecendo algo mais útil em que se apoiar. De certa maneira, eu estava evocando tudo isso para Jack. O consultório de psicoterapia, embora distante do mundo natural tão amado pela poesia zen, é um lugar para se erguer a mão de alguém, ainda que este alguém não esteja escutando totalmente.

Em sessões subsequentes com outros pacientes, às vezes relembrava esse encontro com Jack, por causa da maneira tão contundente com que ele personificava o que vim a pensar como o princípio essencial de uma terapia budista: encontrar o apego. Quando tive aquela conversa, estava trabalhando intuitivamente, mas ela me chamou a atenção por causa desse aspecto. Terapeutas ocidentais com formação convencional estão muito sintonizados com as maneiras com que a experiência infantil determina o comportamento adulto, e essa perspectiva pode ser imensamente útil, mas a psicologia budista acrescenta outra dimensão. Todos nós nos apegamos de uma maneira ou de outra, mas como Hakuin nos lembra, se estamos em busca de liberdade, temos que aprender a levantar a mão. Um trauma prematuro, como o de Jack, não pode ser curado simplesmente identificando suas origens. O fato de entender que ele não era a causa da angústia de seus pais não o aliviaria do peso dela. Mas ao trabalhar energicamente para compensar a tendência de sua mente a se repetir, Jack pode se tornar compassivo em relação às dificuldades de sua infância, em vez de exclusivamente se identificar com a dor dela. Essa era a mensagem mais profunda que eu estava tentando transmitir.

Um trauma insolúvel é insolúvel, mas não insuperável.

Nas sessões seguintes, conforme meu projeto prosseguiu, a noção de encontrar o apego foi frequentemente soberana. O que eu poderia fazer para surpreender, agitar e estimular a vida interior dos meus pacientes? Embora não necessariamente religiosas, essas intervenções, quando bem-sucedidas, podiam, sem dúvida, parecer espiritualizadas.

Willa

5/12/2018, 16h

Willa, uma fotógrafa, com frequência sonha com a minha esposa, uma escultora, cujo trabalho ela conhece. Muitas vezes também estou no sonho. Willa chega a uma festa, ou entra em uma casa, onde há muitas pessoas, inclusive minha esposa e eu. Ela rodeia o ambiente e inevitavelmente vê minha esposa numa espécie de posição central, com roupas coloridas e cercada de pessoas. Depois, Willa, assim como Jack, está em um labirinto de corredores, portas fechadas e locais sem saída. Tenho sido cauteloso quando estes sonhos surgem, em grande parte interpretando-os, se é que o faço, em termos de como Willa admira a minha esposa, como artista, e como minha esposa deve representar suas próprias aspirações criativas não concretizadas.

Willa foi molestada pelo pai quando era adolescente, e desde então carrega uma grande dose de vergonha. Ele era um pianista talentoso, a quem ela admirava, e seus encontros secretos, nunca admitidos pelos pais, deixaram-na tensa e confusa. Quando Willa me procurou pela primeira vez, tinha sonhos de engatinhar à procura de alguma coisa perdida debaixo de um aquecedor. Seus sonhos alardeavam impotência e humilhação.

Hoje, Willa me conta, depois de cinco ou dez minutos de jogar conversa fora, que sonhou novamente conosco.

– Foi como uma revelação – ela diz baixinho, depois de descrever um pouquinho da cena. – Percebi que estava apaixonada por você. – Este é um relato muito diferente. O rosto de Willa está franco, os olhos brilhantes, o olhar direto. Sua única hesitação vem depois do fato, quando ela começa a falar de transferência, que deve ser transferência, que ela e o marido com frequência falam de transferência em terapia de casais. Seu marido costuma ficar irritado quando Willa não lhe dá atenção suficiente. Eles sabem que isso é transferência... Está relacionado não apenas a ela, mas também a uma projeção da infância que ele coloca sobre ela. Ela acha que deve estar fazendo algo semelhante, projetando algum relacionamento anterior no que ela tem comigo.

Os terapeutas são treinados para serem sensíveis a momentos como este. Para muitos, a transferência, e a informação que ela revela sobre relacionamentos infantis, é tudo. Quando pacientes reconhecem o amor que têm por seus terapeutas, abre-se uma oportunidade para investigar profundamente seu passado. Que sentimentos anteriores estão sendo ressuscitados pelo relacionamento atual? O que isso nos diz sobre os conflitos internos com que estão se debatendo, sobre a natureza de sua vida erótica? Mas, ao ouvir Willa naquela tarde, lembro-me de algo que Freud escreveu certa vez sobre a "transferência positiva inquestionável"[21], que ele considerava benigna. Ele se abstinha de interpretá-la, de fato, acreditando ser parte do que levava a terapia a funcionar. Pego minha deixa com Freud e não comento muito o sonho, mas sinto algo se erguer em Willa, uma borra tóxica em seu âmago que, em seus outros sonhos, fez com que rastejasse pelo chão. Ao sonhar com o amor, e falar sobre ele com tanto desembaraço (penso eu), ela estaria, na verdade, se libertando do fardo questionável que o pai impôs sobre ela?

O abuso sexual, como o vivenciado por Willa, rouba a inocência de uma pessoa. Em vez de descobrir a vida erótica de maneira natural com um companheiro, a sexualidade lhe foi forçada. Qualquer prazer que ela poderia ter descoberto no despertar de sua sensualidade foi contaminado desde o começo com confusão e vergonha. Ao falar sobre seu sonho, Willa, espontaneamente, relembra uma massagem reiki que recebeu uma vez. No reiki, que é uma "cura de energia" japonesa popular em círculos alternativos, o terapeuta raramente toca o corpo; na maior parte do tempo, ele segura a cabeça do paciente e limpa "bloqueios de energia", acessando uma energia positiva universal subjacente e canalizando essa energia através das mãos. Imagina-se que os bloqueios de energia sejam reflexos concretos do apego do paciente. Ao se referir à massagem, Willa confirma o que sinto quando ela me conta seu sonho. Algo está se liberando em seu corpo emocional. Ela está vivenciando um amor simples, natural e inquestionável sem culpa por substituir minha mulher, ou vergonha por vivenciar algo proibido. Digo algumas coisas sobre isso, mas muito de leve. Em minha mente, visualizo o cuco de Hakuin voando pelo que é agora um céu de início de inverno que escurece rapidamente, metáfora visual da mente que se apega ao nada.

* * *

Esta sessão ocorreu no mesmo dia que a de Jack, mais tarde, e me deixou com um sentimento parecido. Tanto Willa quanto Jack foram maculados com traumas prematuros que ameaçaram sobrecarregar sua vida adulta, mas o teor de cada um desses encontros terapêuticos sugeriu que esses traumas não precisavam ser o elemento definidor de sua identidade. Uma energia maior estava apontando, surpreendendo e aliviando-os ao mesmo tempo. Embora muitos terapeutas ocidentais, formados nos caprichos da transferência, se veriam tentados a desconsiderar a declaração de amor de Willa, possivelmente ligando-a ao abuso sofrido por ela nas mãos do pai, resisti a tal abordagem reducionista.

O amor de Willa lembrou-me da cobra de D. H. Lawrence. Lá estava ela, a coisa proibida, o rei destronado do submundo. O que poderia ser mais desafiador? Com certeza nossa "educação" nos compeliria a jogar uma acha em tais sentimentos, a fazê-los recuar para a encosta rochosa da transferência, mas fazer isso lhes roubaria sua majestade, condenando-nos ao estado de Lawrence de vulgaridade e mesquinhez. Acho que Freud estava certo ao denominar tais sentimentos "inquestionáveis" e "positivos". Embora ele não fosse conhecido por seu lado espiritual, Freud teria gostado do que Hakuin fez com um material semelhante. Criou uma pintura chamada *Andorinha por entre as ondas* e escreveu um haicai para acompanhá-la, que diz o seguinte:

Para todas as pessoas
que cruzam o oceano de vida e morte,
como é invejável
o voo da andorinha.[22]

Novamente, os versos de Hakuin usam um voo de pássaro, a andorinha no lugar do cuco, para simbolizar a liberdade natural de uma mente que não se apega. A declaração sincera de afeto de Willa lembrou-me o voo da andorinha de Hakuin, assim como a instabilidade de Jack, ao deixar a minha sala, me fez pensar no som de uma mão. No final das duas sessões, a leveza que associei à liberação dos vínculos psíquicos antigos era palpável. Descobri essa impulsão incrivelmente inspiradora e resolvi buscá-la nas sessões seguintes. Tinha experimentado desafiar a convicção de Jack quanto a si mesmo, e tinha confiado em mim mesmo para não analisar o amor de Willa em demasia, mas agora havia um fundamento por trás das minhas ações. Que outras formas o apego estaria assumindo na vida dos meus pacientes, e como eu poderia abordá-lo terapeuticamente?

Mitch

6/12/2018, 11h30

Mitch me conta sobre estresses em seu relacionamento com sua nova namorada, Ingrid.

– Tem transferência demais em nosso relacionamento – ela diz.

Ao que parece, todos estão falando sobre transferência! Ingrid tem uma mãe depressiva, que recentemente foi internada, não pela primeira vez, e como resultado Ingrid tem andado muito carente. Na semana passada, fez aniversário e queria que Mitch passasse o dia com ela, indo a um museu logo de manhã. Mitch não estava interessada no museu e pediu para elas se encontrarem depois. Isso provocou uma resposta irritada por parte de Ingrid, que Mitch ainda está tentando processar.

No fim de semana anterior, elas tinham ido a uma festa na casa de uma amiga de Mitch, e Ingrid tinha ficado nervosa. Não conhecia ninguém lá, não gosta de grandes jantares e detesta ter que conversar com pessoas que não conhece. Mitch providenciara para que Ingrid se sentasse ao lado dela no jantar e tinha se divertido muito. Mas, assim que deixaram a festa, Ingrid comentou o quanto havia sido difícil para ela.

– Por que ela simplesmente não guardou para si? Por que tinha que estragar a noite? – Mitch quer saber.

Ingrid ficou chateada por não poder nem ao menos contar a Mitch o que estava sentindo, sem ser criticada por isso. Além do mais, Ingrid gosta de ir para a cama às dez da noite, enquanto Mitch gosta de ficar acordada até as duas. Ingrid fica chateada por Mitch não ir dormir na mesma hora que ela. E Mitch fica chateada por

Ingrid não fazer concessões. Ela sente que Ingrid lhe faz uma série de exigências, mas, quando ela pede alguma coisa, Ingrid sempre leva como uma afronta.

– Onde está a alegria deste relacionamento? – Mitch pergunta.

Em primeiro lugar, alerto Mitch sobre seu hábito de mensurar, comparar e exigir reciprocidade. Ela não é contadora, mas seu método de análise é muito na ponta do lápis. A seu ver, ela dá demais, e Ingrid, de menos. Conto a ela sobre o conceito budista de doação "régia", em que a pessoa dá sem esperar retribuição. Os budistas têm uma hierarquia de dar em que a doação régia vence a doação "mendiga" ou "amigável" por não haver a ideia de "o que vou receber em troca?".

Depois, conversamos sobre a depressão da mãe de Ingrid. Mitch percebe que a mãe de Ingrid deve ter procurado a filha numa busca desesperada por intimidade, e que Ingrid pode estar fazendo exatamente a mesma coisa, usando a tristeza para iniciar uma intimidade. É uma ideia importante e potencialmente útil. Talvez o que Ingrid esteja buscando seja intimidade, e não um refúgio para sua tristeza. Talvez seja a maneira que ela aprendeu para chamar atenção. Mitch observa o quanto elas se divertem quando saem para dançar ou vão a um cinema ou teatro. Fica claro que existem caminhos abertos para a alegria compartilhada pelas duas.

Partimos da hipótese de que Ingrid transforma a separação em abandono, e depois busca ligação através da tristeza. Mitch leva para o lado pessoal, fica zangada e se sente desconsiderada. Quero que Mitch não leve para o lado pessoal, mas que seja clara com Ingrid que, embora não possa curar sua tristeza, mesmo assim pode lhe trazer alegria. Mitch está meio convencida e concorda em tentar. Demonstra perplexidade ao ver que o horário terminou e reluta em deixar a sala.

* * *

Esta foi uma sessão em que tentei inserir uma sensibilidade meditativa em Mitch, sem lhe dar uma instrução literal, mas conversando sobre uma maneira muito comum com que o apego se manifesta em casais: dificuldade com a separação. Ostensivamente, sua companheira Ingrid é quem precisa aprender a levantar a mão. Quando disparam sentimentos de abandono, ela se fecha e fica nervosa. Seu trauma antigo, consequência da depressão recorrente da mãe, a predispôs a ter dificuldade, mas não é ela quem está buscando tratamento. O que Mitch poderia fazer para ajudar?

Separações triviais criam grandes problemas que ameaçam sobrepujar a alegria mútua que o relacionamento proporciona a ambas. Sugeri algo básico: Mitch poderia levar tudo aquilo para um lado menos pessoal. Ao dizer isto, não estava insinuando que ela não deveria confrontar Ingrid quanto à maneira que ela exagera as coisas. Ela realmente transforma a separação em abandono, e tenho toda certeza de que tem dificuldade em perceber a diferença.

Mas Mitch fica presa em sua própria maneira de pensar, é sua versão de apego. Quando criticada por sua falta de sensibilidade, fica na defensiva e cria uma contraofensiva. É só ela que doa, e o que recebe em troca? Uma grande parte de seu espaço mental está tomada pela realização de cálculos. Avaliar as coisas desse jeito é uma das grandes preocupações do ego. Existe tanta autojustificativa envolvida que raramente conseguimos manter alguma distância de nossa mente quando ela está funcionando. Esse tipo de pensamento é um dos principais alvos da meditação, e é mais comum fora da almofada, quando é provocado pelos acontecimentos da vida real, do que na relativa calma do espaço da meditação. Meus comentários sobre doação régia tinham a intenção de ajudar Mitch a ganhar perspectiva nesse determinado tipo de hipocrisia que faz lembrar a mesquinhez no poema da cobra de Lawrence. Como Ingrid algum dia assumirá responsabilidade por seus medos de abandono se sua companheira os encara com um zelo tão contabilizante?

Obviamente, os problemas em um relacionamento assumem muitas formas. Mitch e Ingrid de fato se divertem quando estão juntas, e tenho esperança em relação a elas, mas nem sempre isso acontece quando escuto histórias de outras pessoas. A próxima sessão acabou se revelando um bom exemplo disso.

Anne

7/12/2018, 15h

Anne vem para uma sessão especial. Conheço-a bem, atendi-a regularmente durante seus 20 e 30 anos. Agora, ela só vem às vezes, em geral quando algo está dando errado em um relacionamento. Hoje é isso que acontece. Ela está saindo com Brian há vários meses, e eles têm conversas maravilhosas. Falam de tudo e passam muito tempo juntos, mas nada acontece entre eles fisicamente. Uma vez, no cinema, ficaram um tempinho de mãos dadas; no dia seguinte ela mencionou o fato e eles se beijaram, mas a coisa não foi em frente. Depois, passaram a noite juntos e conversaram durante uma boa parte dela, mas mesmo assim... nada. Por fim, abordaram o assunto, e ele disse: "Você quer que eu seja seu namorado, mas não quero ser".

Anne está nervosa.

– O que há de errado comigo?! – ela exclama. – O que posso fazer?

– Anne – digo –, caia fora. Ele não vai dar o que você quer. Caia fora.

É difícil para ela escutar isso. Está convencida de que o problema está nela. Esta é uma questão recorrente em nossas discussões. Anne tem o costume de encontrar homens muito atraentes e talentosos, tão preocupados com a carreira que evitam a intimidade contínua física e emocional que ela deseja. Ela idealiza o carisma deles, mas depois se culpa quando os relacionamentos fracassam. Lembro-lhe que ela tem dificuldade em deixar esses tipos de relacionamentos insatisfatórios. Ela fica mais apegada conforme sua insatisfação cresce. Parte disso pode ser atribuída à sua infância. Seu pai foi um advogado brilhante, mas era mentalmente doente e deteriorou-se conforme foi envelhecendo, divorciando-se e afastando-se dos filhos adolescentes. Anne ficou zangada com ele e foi incapaz de manter um verdadeiro relacionamento. A combinação da raiva adolescente com o estado mental descompensado do pai tornava isso impossível. Lembro-lhe que parte da sua ligação com Brian poderia estar vindo de suas necessidades frustradas em relação ao pai. Mas a versão de Anne da mente de macaco dificulta que me escute. Imagina que talvez não seja bonita o bastante, ou não tenha experiência sexual o bastante, ou não seja suficientemente realizada. Por mais certezas que eu lhe dê, não há como convencê-la de que esteja errada. Uma boa dose do seu apego é tentar arrancar de Brian o motivo da rejeição, o motivo real: "O que há de errado comigo?".

Claro, poderíamos dizer que a falha está em sua autoestima. Ela perdeu o pai, viu-o se deteriorar e teve que se virar por conta própria muito cedo, mascarando com a ilusão de independência uma sensação de inadequação, como se o declínio do pai, de certo modo, fosse um fracasso seu. Ela sabe tudo isso, mas ainda assim...

Disponho o problema para ela como um conflito quanto a desenvolver uma agressão saudável. Brian não vai lhe dar o que ela quer ou precisa. Este é o obstáculo que Anne tenta superar. Ela merece mais. Sua agressão deveria protegê-la, estabelecer um limite claro, e não atacá-la depois de não conseguir demover a resistência de Brian. Ela não deveria ficar se anulando e se predispondo à rejeição e ao desapontamento. Deveria cair fora. Mas a agressão de Anne gira em torno de si mesma. Às vezes ela se fustiga, às vezes, na intimidade de seus pensamentos, ela discute incansavelmente com Brian. Ela não está usando a agressão em seu benefício: para se proteger e superar o próprio vínculo nocivo. Conto a ela sobre o Caminho Óctuplo do Buda. Qual é a atitude certa nessa circunstância? Vamos lá, Anne! Aja enquanto é tempo e livre-se desse sujeito.

* * *

Esta é uma sessão em que não hesitei em ser determinado e aconselhar. Na verdade, enquanto eu dispunha o problema para Anne como algo que envolvia agressão saudável, também estava encenando minha própria agressão na maneira como falava com ela. Às vezes, isso acontece na terapia: de certo modo, a característica que falta no paciente se manifesta no terapeuta, seja um sentimento interno, seja, como nesta situação, um comportamento efetivo. Sob certo ponto de vista, apenas modelei agressão saudável para Anne, dizendo-lhe para deixar Brian, mas, vendo por outro lado, minha reação dava-me informações sobre o conflito inconsciente de Anne em relação à raiva. Estava tentando executar a tarefa para ela porque, por algum motivo, ela estava se bloqueando. A demonstração aparente disso estava no apego a um homem que não lhe dava o que ela precisava, mas num nível interior havia algo mais acontecendo. Quanto mais pensava a respeito, mais me concentrava em como a raiva de Anne devia ser ameaçadora para ela. Anne tinha medo do quanto poderia ficar furiosa e disfarçava esse medo de várias maneiras inúteis, às vezes criticando-se sem piedade, às vezes evitando com firmeza homens que desejava. Deduzi que Anne tinha razão para temer sua agressão. Talvez, inconscientemente, ela atribuísse o colapso nervoso do pai à sua raiva adolescente. Decidi tentar ajudá-la mais nesse aspecto, no futuro, em vez de interferir e tentar resolver o problema para ela.

Opal
12/12/2018, 11h

— Não entendo por que elas não a consideram responsável! — Opal diz de suas duas enteadas adultas. — Por que essas duas meninas não responsabilizam a mãe por todo sofrimento que ela lhes causou?

Opal está casada com o pai delas há mais de vinte anos e presenciou a tumultuosa adolescência das duas meninas até a vida adulta. Há pouco tempo elas vieram para o jantar de Ação de Graças e dividiram o tempo entre a casa da mãe e a do pai. Opal nunca se sentiu acolhida nem valorizada por elas, ainda que tivesse proporcionado o amor e a estabilidade que o pai delas nunca vivenciara no primeiro casamento. Opal acompanhou o divórcio do marido e foi testemunha de toda a destruição que a ex-mulher dele provocou na família.

— Elas aceitam a mãe cegamente — ela lamenta. — Não sei por quê.

— Sabe, sim — replico. — Ela é a mãe. É primevo.

Explico a Opal o que outra paciente me contou. Essa paciente é uma psiquiatra infantil que trabalha com crianças que sofreram abuso e com suas famílias de acolhimento. "Essas crianças apegam-se aos pais biológicos quanto mais sofrem abuso", ela me contou. "É contraintuitivo. O Estado procura proteger essas crianças dos pais, separá-las, mas elas precisam deles, e temos que descobrir uma maneira segura de manterem contato."

— Essas duas moças não vão rejeitar a mãe — digo a Opal —, e não vão privilegiar você a ela, por mais que você tenha sido boa para o pai delas.

– Tenho que me livrar das minhas expectativas – Opal diz, usando o que aprendeu com o budismo.

– Suas expectativas são válidas – retruco –, não é necessário invalidá-las, só precisa saber que não são realistas.

Há uma pausa importante.

– Eu me agarro demais a elas – Opal diz. – O que me leva por um mau caminho. Construí um verdadeiro lar – diz com melancolia. – As meninas nunca reconheceram isso.

Opal está numa conjuntura da maior importância em seu trabalho espiritual e psicológico. Ao perceber que se agarra com tanto "empenho" a suas expectativas, ela agora tem o potencial de parar. O que importa não é *o que* ela pensa, o que fará toda diferença é como ela se relaciona com seus pensamentos.

* * *

Esta última frase tem sido de suprema importância para mim ao longo dos anos. Tenho versões dela anotadas no verso de livros inspiradores e em cadernos contrabandeados para retiros de meditação, e a tenho repetido em meus próprios textos e conversas. É a lição central de mindfulness, porque se dirige implicitamente à maneira como nos apegamos. Durante anos, quando escutava Joseph Goldstein ou Jack Kornfiel dizer algo semelhante, corria para anotar porque parecia tão preciso, e depois descobria que havia escrito coisas parecidas repetidas vezes, anos antes. Cada vez que escutava, parecia muito profundo! Há coisas demais na vida que não podemos controlar, por mais que tentemos. Circunstâncias, acontecimentos, sentimentos, até nossos próprios pensamentos! Mas *podemos* assumir responsabilidade pela maneira como reagimos ao que acontece. Podemos fazer careta e tapar os ouvidos com as mãos, ou podemos erguer uma mão. Agora, isso se tornou um refrão na minha mente, que volta com frequência para me orientar na vida e no trabalho com os pacientes.

A prática de mindfulness brilha sua luz em tudo, indiscriminadamente. Não podemos controlar grande parte do que nos acontece, mas podemos aprender um modo diferente de nos relacionar com isso. O desejo de Opal de ser reconhecida por suas enteadas é totalmente compreensível, assim como a indisponibilidade ou inabilidade de as moças lhe darem o que sente que merece. Não é uma situação simples como a de Anne e Brian. Opal não pode meramente romper com as enteadas por não atenderem às suas necessidades muito legítimas. A primeira inclinação dela, ao perceber que suas expectativas a estavam atrapalhando, foi tentar se livrar delas, o que se parece com os primeiros esforços do Buda em sua busca por iluminação. Basta eliminar todo desejo. Livre-se do corpo também, já que está nesse processo. Mas esse uso de agressão, voltada contra si, é contraproducente, e não no bom sentido. Apenas perpetua o desconforto. Espero que, nessa situação, Opal consiga encontrar sua versão do Caminho do Meio do Buda, não se prendendo demais a uma proximidade imaginada, mas impossível, e ao mesmo tempo não eliminando as esperanças legítimas por um relacionamento menos conflituoso com as filhas do marido.

Estou ciente de que escolhi não analisar a necessidade de Opal por uma intimidade com suas enteadas, nem explorar seu ciúme delas, sua raiva do marido ou as próprias inseguranças. É bem provável que outro terapeuta tivesse seguido por uma ou por todas essas direções. Fiquei muito mais concentrado em ajudá-la a cultivar uma atitude de perdão pela situação como um todo. Nada é perfeito, com certeza não depois de um divórcio.

Lakshman
3/1/2019, 9h30

Lakshman tinha acabado de voltar do Havaí, onde fizera uma visita de Natal a Ram Dass, seu amigo há muitos anos e um importante professor espiritual para nós dois. Enquanto estava lá, Lakshman conversou com Dass sobre sua incessante objetivação das mulheres. Onde quer que vá, Lakshman classifica todas as mulheres que vê como "comíveis" ou não. Sentado em um vagão de metrô lotado, ele se distrai com esse jogo. Também o pratica na sala de terapia, sempre comentando a aparência das mulheres que o precedem. "Cadê aquela menina gracinha?", sempre me pergunta, se a paciente da semana anterior não está à vista. Lakshman é um homem inteligente e sensível, e sabe que aí existe um problema. O movimento #MeToo foi direto ao ponto. Amigos avisaram que ele precisa tomar cuidado com o que diz. Mulheres que o conhecem confidenciaram que ele as deixa desconfortáveis. Lakshman tem um bom senso de humor, mas tende a se repetir. Se preciso ir ao banheiro antes de começarmos, ele sempre diz: "Vou começar sem você". Esses comentários contêm uma superioridade sutil, disfarçados como são por sua sagacidade. A natureza repetitiva desses comentários, palavra por palavra ao longo dos anos, faz sua avaliação obsessiva das mulheres parecer o mesmo. Ele é uma criatura de hábito, e não tenta disfarçar seus desejos lascivos.

Ram Dass disse-lhe várias coisas. Primeiro: "Ame os pensamentos". Ame os pensamentos?! Lakshman não consegue entender. *Sem dúvida* ele ama os pensamentos; não quer desistir deles, mas também tem vergonha deles. Ram Dass parecia estar se referindo a essa mescla de culpa. Para amar os pensamentos, é preciso ficar um pouco mais fora deles, ou fora de si mesmo. Ele precisa observar a si mesmo observando as mulheres (da maneira que D. H. Lawrence observou a si mesmo observando a cobra), em vez de ficar completamente preso em seu jogo. E ao amar seus pensamentos existe um potencial para compaixão por si próprio, como um homem solitário que está envelhecendo. Talvez, parte da necessidade de objetivar de forma compulsiva seja fornecer uma capa para si mesmo, para a própria deterioração masculina e suas necessidades mais profundas, ou apenas para alguém que inveja as mulheres e, no entanto, deseja a atenção delas. Ao classificar a aparência das mulheres, ele mantém uma distância crítica, uma posição superior que compensa a intensidade do seu desejo.

Depois, Ram Dass disse algo mais surpreendente: "Veja a si mesmo como uma alma", sugeriu. "Depois de um tempo, você vai começar a também vê-las como almas." Isso é interessante para Lakshman, e para mim. Não pensaria em começar a ver *ele mesmo* como uma alma. Mas capto a intenção de imediato. Lakshman se vê como destituído. Ao mesmo tempo, tem um senso inflado de si próprio, do que seu desempenho sexual poderia fazer por aquelas mulheres, mas no fundo ele não se vê como alma, mas um egomaníaco com baixa autoestima. Como a maioria de nós, identifica-se exclusivamente com seu corpo e mente atuais. Os prazeres dos sentidos são sua droga de escolha. É um cozinheiro maravilhoso, um colecionador de arte e apreciador de coisas belas e não quer morrer. Ver a si mesmo como uma alma, assim como amar seus pensamentos, o distanciaria de tudo isso. Ram Dass está ajudando Lakshman a se despojar de suas identificações mais básicas, a aliviá-lo de seu apego. "Sinto prazer com esses pensamentos", Lakshman admitiu a Ram Dass. "Na verdade, não quero que parem." Ram Dass não tentou dissuadi-lo. "Os pensamentos lhe dão prazer, mas ver almas lhe trará felicidade", ele respondeu. Lakshman porá algo disso em prática? Acho que não, não mesmo, embora estivesse de fato tocado pela interação. Mas o relato da conversa me dá um pouco mais de munição. Lakshman ama Ram Dass. E agora, por cortesia dele, tenho uma vantagem para usar por um tempo com Lakshman, antes que o conselho perca o brilho e se torne só mais uma metáfora para ele ignorar.

* * *

Na época eu não sabia, mas essa breve terapia entre Ram Dass e Lakshman permaneceria comigo durante todo o ano seguinte. "Ame seus pensamentos" e "Veja a si mesmo como uma alma" foram frases que com frequência voltaram à minha mente enquanto trabalhava, pistas na investigação do meu próprio método. Fiquei feliz por ter anotado a sessão porque poderia deixá-la se esvair e esquecer aqueles dois pequenos axiomas. Ram Dass tinha sido um importante mentor para mim nos meus 20 anos. Um bom tempo antes de eu entrar em Harvard, ele foi despedido por dar psicodélicos a alunos, mas permaneceu próximo de vários dos meus professores no departamento de psicologia, e com frequência hospedava-se na casa deles quando não estava na Índia, dando-me a oportunidade de vir a conhecê-lo.

Durante meus anos na faculdade de medicina, quando trabalhava com o Dr. Benson, tive algumas aulas informais de meditação com Ram Dass na casa de um dos meus professores. Aprendi bastante com ele, embora não tenha muitas memórias específicas. "Você não é quem pensa que seja" é a frase dita de que me lembro com mais clareza. Amei a leve ironia da afirmação. Se eu não sou quem pensava que fosse, então quem sou eu? Absorvi toda uma maneira de ser a partir de Ram Dass, e ele, assim como o dalai-lama, se manteve uma estrela-guia para mim pelos quarenta anos seguintes, entrando e saindo da minha vida a cada década ou coisa assim, mas sempre alguém por quem tinha um enorme respeito. Pensei que sua conversa com Lakshman era muito comovente, e ela me fez desejar que, à minha maneira, pudesse dar tal conselho aguçado. Não era do meu feitio fazer esse tipo de afirmação, mas gostava de onde ele estava vindo e senti orgulho de Lakshman por ser capaz de receber tal orientação de Ram Dass e passá-la para mim. O trabalho que havíamos feito juntos ao longo dos anos o tornara mais receptivo a tal contribuição.

Margaret

8/1/2019, 18h

Margaret começa a sessão perguntando-me inesperadamente:

– Para que lado uma pessoa deve estar virada quando medita?

Digo a ela que ninguém jamais me perguntou isso. Não é como Meca.

– Sem essa – ela diz. – Você é o Sr. Meditação.

Insisto que não importa, que a ideia de para que lado virar nunca passou pela minha cabeça.

– Podemos dar um Google – sugiro.

E fazemos isso. O Google diz que a direção a contemplar seria para dentro. Rimos.

– A gente tem que ficar parado, sem pensar? – Margaret pergunta. – Isso é meditação? Meu enteado me perguntou.

Digo a ela que não é possível ficar parado por muito tempo sem pensar, e que, de qualquer modo, não é o que importa. Pensar é uma das coisas que a mente faz melhor, e não paramos de pensar só por achar que deveríamos. No entanto, na meditação, percebemos como nossos pensamentos nos arrebatam, como ficam nos puxando para seus mundos, como nos agarramos a eles e lhes damos a última palavra.

– Na maioria das vezes, os pensamentos simplesmente acontecem por si sós – digo a Margaret. – Podemos aprender a observá-los da maneira que poderíamos observar as nuvens no céu, sem pensar neles como "eu" ou "meu".

– Mas as nuvens são bonitas – Margaret replica. – Meus pensamentos, não.

– É possível também haver nuvens escuras – digo. – Mau tempo. "Como sou idiota." Esse tipo de coisa.

– É – Margaret murmura. – É o meu tipo de pensamento.

Conversamos sobre como é difícil apenas observar esses pensamentos sem acreditar neles em sua plenitude. São pessoais demais. E têm nos acompanhado por muito tempo, sua persistência um resquício de como foi traumático ser tratada constantemente com gritos e tapas pela mãe. Mas é precisamente nos pensamentos mais pessoais que a meditação se fixa. São a eles que nos apegamos com mais força. Nós nos identificamos profundamente com eles, mas por si sós eles não têm substância. Margaret lembra que a terapia a ajudou a admitir e enfrentar os traumas do passado. Agora, ela entende de onde vêm aqueles pensamentos autopunitivos, e isso tem sido de grande ajuda. Eles não foram abandonados por completo, mas investigá-los na terapia ajudou-a a entender como sua infância foi difícil. De repente, ela nota o relógio e se recompõe depressa.

– Ah, está na hora! – ela diz. – Preciso sair daqui.

* * *

Pelas outras sessões, sei que Margaret pode ser uma crítica muito dura de si mesma. Nossa conversa, de início engraçada, mais uma vez voltou a essa tendência. As nuvens sombrias dos pensamentos negativos e autopunitivos espreitavam logo acima do horizonte, esperando para fazer uma aparição. Na linguagem psicodinâmica, tais pensamentos são o campo do que é chamado "o superego". Segundo Freud, o superego separa-se do ego no começo da vida e assume o papel de crítico interior. Sua função é nos manter na linha, reforçar as regras que reprimem nossos impulsos mais primitivos e nos tornar um componente civilizado da sociedade. Mas o superego também pode ser primitivo. Sua tendência, manifestada em alguém como Margaret, que sofreu muito quando criança nas mãos de uma mãe solteira que não conseguia controlar seu temperamento, é objetivar o self, vê-lo de forma unidimensional, de determinada maneira, como péssimo, imprestável, inadequado, vergonhoso ou insuficiente. "Como, na visão de Freud, nossa autocrítica virulenta e predatória torna-se um dos nossos grandes prazeres?", pergunta o psicanalista Adam Phillips em uma recente análise de como as pessoas se apegam a suas críticas internas.[23] "Como acontece de gostarmos tanto desta imagem de nós mesmos como objeto, e como objeto de julgamento e censura? O que é esse apetite por confinamento, depreciação, degradação, por uma autocrítica incessante e implacável? A resposta de Freud é ilusoriamente simples: tememos a perda do amor."

Ao encorajar Margaret a observar pensamentos de autocrítica sem acreditar automaticamente neles, estava me empenhando para destituir esse superego de um pouco da sua autoridade, a fim de aliviar Margaret desse tipo de apego pernicioso. Em geral, muitas pessoas como ela dão rédea solta à voz do superego. Trata-se de um desses sons subliminares, como o zumbido de fundo de um refrigerador, um ruído que, quando fechamos a porta do quarto ou nos olhamos no espelho, simplesmente aceitamos como razoável, válido e verdadeiro, como a explicação por todo o amor que nos foi negado.

O Buda não conhecia o conceito do superego, é claro, mas sua crítica à maneira como nos apegamos – que ele chamava de ignorância ou ilusão – está completamente de acordo com o ponto de vista de Freud. Assim como ele, o Buda percebia que a maioria de nós é insegura, que nos agarramos a pessoas e prazeres como garantia, enquanto, ao mesmo tempo, nos julgamos por nossos erros. Se Freud estiver correto em sua análise – que nós nos identificamos demais com essa voz crítica por medo de perder o amor –, então a convicção budista de um corpo puro de espontaneidade perfeita no âmago de nossa experiência interior é um antídoto poderoso. Se o amor que buscamos, o amor do qual fomos privados, está, na verdade, presente internamente, então todas as nossas necessidades cosmológicas precisam ser viradas do avesso. Embora até a mente desperta possa ser objetivada, isso não é fácil. A definição de iluminação do Bodidarma, "muito espaço, nada sagrado", é minha versão preferida. Tenho esperança de que, conforme Margaret aprenda a meditar, ao olhar para dentro, aliviará seu superego de um tanto da sua autoridade e começará, como Ram Dass aconselhou a Lakshman, a se ver como uma alma.

Repito, noto que minha tendência não é ficar satisfeito com uma análise de como, quando e por que tal superego punitivo predominou, mas plantar as sementes de uma alternativa. Que até mesmo *haja* uma alternativa é um milagre por si só. Lembro-me de Ram Dass dizendo que não sou quem penso que sou. Margaret também não é quem ela pensa que é.

Debby
24/1/2019, 16h30

Debby, uma enfermeira aposentada, especializada em partos em casa, acabou de voltar de Calcutá, onde esteve ajudando as freiras da organização de Madre Teresa. Nos últimos cinco anos, ela esteve lá várias vezes, achando inesperadamente gratificante o trabalho de ajudar os necessitados com um mínimo de material básico. Costumava atendê-la regularmente, mas agora ela só aparece uma vez por ano ou coisa assim. Ela começa a sessão erguendo a mão esquerda para mim.

– Está vendo? Sem aliança – ela diz.

– Você continua casada? – pergunto, um tanto alarmado.

Ela me tranquiliza e depois retorna a conversa para seu período mais recente em Calcutá. Ela conta que, às vezes, os médicos visitantes criticam o serviço médico que as freiras oferecem ali para os indigentes.

– Não se trata do melhor atendimento médico do mundo – ela diz a eles. – Tem a ver com amor, em ver cada um como Jesus. – Posso sentir o calor no que ela está dizendo. – Não conhecia nada a respeito de sofrimento – ela continua, falando *comigo*, agora, não mais narrando suas conversas em Calcutá. – Aquelas pessoas chegam de mãos vazias, com imensas feridas inflamadas. Cuido delas, limpo as feridas, e elas mordem seus *dhotis* para sufocar as dores. Quando termino, estão muito graciosas, olham para mim com aquele rosto lindo.

Debby me conta que tem sentido falta do amor e afeto do marido, e finalmente confrontou-o a respeito. Ele diz que anda furioso por ela não trabalhar num emprego fixo e que está preocupado com dinheiro. Ela veio do nada e não está preocupada. Na opinião dela, eles têm o suficiente.

– Tenho 60 anos – ela diz. – Não vou voltar a trabalhar.

Seu marido sentiu que seus mundos se dividiam, mas lhe disse, explicitamente, que pelo bem dos filhos e netos, queria continuar com ela. Debby se sentiu ofendida com a justificativa. Se fosse a única motivação para ficarem juntos, para ela não era boa o bastante. Foi então que tirou a aliança. "Quero meu próprio quarto", ela disse a ele.

Debby está entrando num território desconhecido. Fico calado. Veremos o que acontece.

* * *

Debby podia ver qualquer um como Jesus, quando trabalhava lado a lado com as freiras em Calcutá, e fiquei imensamente comovido ao ouvi-la contar sobre isso. Mas em casa ela tinha mais dificuldade. Não é uma surpresa. A vida doméstica é muito mais desafiadora do que uma vida de puro serviço.

Voltei a ter notícias de Debby algum tempo depois desta sessão, e minha primeira pergunta a ela foi se continuava casada e voltara a usar aliança. "Ah, sim", ela disse com uma risada. "É só por causa dos nossos filhos que conseguimos não matar um ao outro." Sorri e perguntei se poderia citá-la dizendo isso.

Em retrospecto, fiquei satisfeito por não ter me intrometido e tentado dissuadi-la de largar o casamento num impulso. Como terapeuta, é uma grande tentação tentar tomar essas decisões pelas pessoas ou ao menos, dissimuladamente, orientá-las numa ou noutra direção. Mas na verdade não sabia o que era melhor para ela e confiei que ela descobriria. Foi muito melhor ela ter chegado a isso por si só.

Violette

29/1/2019, 12h30

Violette é uma paciente relativamente nova, uma atriz de teatro de 29 anos que veio até mim depois de frequentar vários retiros silenciosos vipassana, no centro onde também faço minhas práticas. Encontrei-a duas vezes antes, mas ainda a estou conhecendo. Cumprimento-a calorosamente, mas erro a pronúncia do seu primeiro nome, chamando-a de Violeta. Ela me corrige, diz que acontece com frequência, as pessoas sempre cometem esse erro, na maioria das vezes ela não diz nada, mas sempre a incomoda, então está tentando fazer a coisa certa ainda que seja constrangedor me corrigir.

Peço desculpas e digo seu nome do jeito certo. Ela, então, me diz que não acha que atuou bem comigo na semana anterior.

– Atuou? – pergunto.

Ela me dá certo contexto quanto ao motivo de ter usado a palavra. Atriz desde o começo do ensino médio, Violette formou-se em uma das escolas de arte dramática mais prestigiadas dos Estados Unidos e já trabalhou com vários dos mais vanguardistas diretores jovens em Nova York, mas está pensando seriamente em parar de atuar para escrever e produzir sua própria obra. Para Violette, atuar deixou de ter seu brilho, e não faz muito tempo ela passou por vários episódios de intensa ansiedade antes de entrar no palco. Um psiquiatra anterior receitou-lhe um betabloqueador (os betabloqueadores, como o propranolol, são drogas que bloqueiam a descarga de adrenalina, de modo que, mesmo que a mente esteja ansiosa, o corpo não responde com o coração acelerado ou uma subida na pressão sanguínea), mas ela não gosta de remédios e deduz que seu corpo esteja tentando lhe dizer que está na hora de uma mudança. No entanto, ela está sendo intensamente pressionada por um amigo íntimo a continuar uma colaboração já começada, em que Violette teria que se comprometer com outro ano de atuação.

Violette está casada há três anos e quer ter um bebê, mas, depois de um ano sem fazer controle de natalidade, não engravidou. "Um ano não é tanto tempo", digo, acalmando-a, mas ela me conta que já começou a fazer exames de infertilidade. Até agora, tudo parece bem com ela, mas seu marido, um obstetra que está terminando uma bolsa de estudos exaustiva, ainda não teve tempo para fazer o exame de esperma. Sua agenda de trabalho dificulta muito, e Violette reluta em pressioná-lo mais. Sugiro que ela descubra se a clínica de fertilidade fica aberta nos fins de semana, assim ele teria menos desculpa. Ele tem os sábados de folga, a não ser que uma de suas pacientes esteja em trabalho de parto.

A conversa desvia-se para sexo. Seu marido quer sexo com mais frequência do que ela, e, embora ele apoie bastante o seu trabalho, não está muito sintonizado com seus esforços criativos. Violette está numa encruzilhada de vida; está buscando um significado maior do que atuar tem lhe dado, e gostaria de sentir uma conexão maior com o marido, enquanto tenta entender as coisas. No tocante a sexo, Violette gostaria de ter mais intimidade. Ela me garante que poderia incluir sexo, mas não deveria ser só sexo. No entanto, ainda não mencionou nada ao marido.

Menciono a Violette alguns livros e podcasts de que gosto, sobre casais e sexo, e falo sobre a importância de abrir mais espaço para as próprias vontades e necessidades. Comento que sua preocupação com atuação, expressada no começo da sessão, poderia ser um fator quando está na intimidade com o marido. Digo que no sexo é necessário certo tipo de egoísmo, não se trata apenas de submissão às exigências do outro. Sua própria excitação excitará seu parceiro. Os terapeutas sexuais, no caso em que um ou ambos estão tendo dificuldades, às vezes proíbem penetração como uma primeira intervenção em terapia, deixando fora de cogitação, de modo que as pessoas não coloquem isso como prioridade e fiquem menos focadas no resultado quando estiverem fazendo sexo.

Mostro a ela meu livro budista preferido sobre sexo tântrico, *Passionate Enlightenment* [Iluminação passional][24], de Miranda Shaw, em que a excitação sexual feminina é descrita como a mais sublime, o mais perto que alguém chega na vida cotidiana ao êxtase prometido pela iluminação do Buda. Ela fica intrigada.

– Hoje não me sinto como se estivesse atuando – ela me diz com um olhar para trás, enquanto veste seu casaco.

* * *

O superego também está presente nesta sessão. A preocupação de Violette quanto à atuação é um sinal disso. Fico tocado com seu comentário ao deixar a sala, esperando ter sido bem-sucedido, ao menos por um momento, em aliviá-la da pressão perfeccionista que ela coloca sobre si mesma. A prática de mindfulness tem sido de grande ajuda para me contrapor a essa minha tendência. Uma de suas grandes revelações é que é impossível ser perfeito ao praticá-la. As pessoas tentam, da maneira que tentam ser perfeitas no sexo, mas inevitavelmente fracassam. É impossível ser presente em todos os momentos, render-se completamente às sensações da respiração, ou estar ciente de que está pensando a partir do início de um pensamento. Estamos sempre caindo do cavalo e tendo que voltar a montar. A disposição para ser imperfeito, para ser falho, é uma das primeiras dádivas oferecidas pela meditação.

Dei muitos conselhos durante esta sessão, desde sugerir um dia para o marido de Violette ir ao médico até pegar o livro sobre sexo tântrico na prateleira, mas foi tudo com a esperança de liberar Violette para ser mais ela mesma. Falar sobre sexo com uma mulher jovem é algo delicado. Quem sou eu para aconselhar? Mas existe uma coisa no livro de Shaw que sempre foi importante para mim e estou tentando transmitir. Na literatura budista, considera-se que a sexualidade feminina encarna a mais elevada inteligência sexual de uma pessoa. Na totalidade de sua forma, ela representa *ser*, e não *fazer*. O desejo de Violette em agradar e seu perfeccionismo trabalharam contra seu *ser*.

Mais uma vez, notei minha relutância em analisar apenas de uma perspectiva psicodinâmica tradicional. Quis que a própria sessão fosse uma alternativa. Ao reconhecer o quanto a terapia poderia ser mais estimulante quando ela não estava atuando, Violette me fez saber que entendia o que eu buscava.

Sally

30/1/2019, 11h30

Sally, uma talentosa profissional da mídia com 30 e tantos anos, acabou de voltar de férias no Caribe, onde ela e seu companheiro infelizmente foram pegos, duas noites atrás, por um tornado que passou pela região. Durante cinco horas, eles foram forçados a se abrigar no porão do hotel, mas conseguiram voltar a Nova York no dia seguinte. Ela ainda está um pouco abalada. Seus pais, que moram do outro lado dos Estados Unidos, ficaram cientes da situação por meio de mensagens, mas não telefonaram. Na verdade, desde o Natal Sally não tem notícias deles. Está esperando que entrem em contato – testando-os, imagino – e fica nervosa quando eles não o fazem. A conversa deriva para o quanto seu peso, sua aparência e seu sucesso profissional sempre foram importantes para sua mãe.

Embora sua mãe sempre tenha competido com ela, o pai tem sido uma importante fonte de apoio e proximidade, mas ultimamente ele recuou mais para segundo plano.

– Por que você mesma não telefona para eles? – pergunto.

Lembro-me do conceito budista de "inocência ferida", quando alguém que você ama culpa-o por algo que você não fez, ou magoa seus sentimentos por nenhum motivo aparente. A sensação que brota de "Como eles puderam fazer isso comigo?" é considerada a melhor oportunidade para se concentrar no sentimento do self a que nos apegamos, para nosso próprio prejuízo. É uma das maneiras de confrontar a atitude de autoestima indicada pelo dalai-lama como o obstáculo fundamental à paz interior.

Disse isso a Sally e transmiti minha afirmação preferida de Adam Philips, sobre como a nostalgia violenta pelo que deu errado em nossa infância com frequência é a coisa mais difícil da qual se desvencilhar. O budismo, em seus ensinamentos sobre inocência ferida, diz "Veja isso com clareza, mas não fique preso em uma identificação excessiva com o fato de ter sido tratado injustamente". Guardar rancor contra a família coloca a identidade em uma direção inversa e nos mantém presos a um conceito obsoleto de nós mesmos. Sally seguiu em frente com sua vida, veio a Nova York e se casou. Não precisa dos pais como imagina que ainda precise.

* * *

A passagem de Adam Phillips a que me referi é de um livro de sua autoria chamado *Missing Out* [A perda], publicado em 2012. É um dos meus preferidos, quase sei de cor e o cito com muita frequência. Acho-o muito útil para traçar paralelos entre terapia e meditação, porque pega uma das fixações correntes da terapia e vira-a de cabeça para baixo, de uma maneira consistente com o que percebo ser uma compreensão budista. A fixação a que me refiro tem a ver com uma tendência em culpar os pais, como Sally estava fazendo, por terem falhado em serem adequadamente atenciosos ou amorosos quando éramos crianças, ou, em muitos casos, por suas contínuas falhas quando somos adultos. Não que com frequência não se encontrem erros, mas essa obsessão pode fazer as pessoas acalentarem velhas mágoas em vez de ajudá-las a aceitar, com compaixão, os pais que têm ou tiveram.

O cerne do argumento de Phillips é o seguinte:

> Fomos ensinados a desejar isso, mas o desejo de sermos compreendidos pode ser nossa exigência mais vingativa, pode ser a maneira como nos apegamos, quando adultos, ao nosso rancor contra nossa mãe: a maneira como nunca isentamos nossa mãe por não atender a cada uma das nossas necessidades. Querer ser compreendido, quando adultos, pode ser, entre outras coisas, nossa forma mais violenta de nostalgia.[25]

Esse tipo de exigência é outra forma de apego. Sob uma perspectiva meditativa, o sentimento de inocência ferida é muito importante. Poucas pessoas saem intactas da infância; quase sempre existe uma sensação de que falta algo, certa falha na família. Com frequência, essa falha é internalizada e a pessoa sente-se vazia ou empobrecida, uma ausência onde uma presença poderia ter sido mais ativa. É comum que, com a sensação de vazio, também venha a raiva contra o perpetrador: na formulação de Phillips, contra a mãe. Essa mescla de sentimentos surge com frequência em terapia e, embora em geral não seja comentada na linguagem psicodinâmica, também aparece na meditação. Aprender a "guardar" tais sentimentos difíceis na conscientização meditativa, sem se apegar e sem condenar, é um aspecto crucial do trabalho. A investigação do self, encorajada pela meditação, baseia-se em abrir espaço para tais sentimentos e reconhecer como é fácil ficar preso neles. A frase de Phillip – "nossa forma mais violenta de nostalgia" – tem me ajudado muito a pôr um freio em minha própria tendência a ceder a essas noções. Talvez Sally também a considere útil.

Violette

5/2/2019, 12h30

Violette me conta sobre a preparação de um jantar que ela deu na semana anterior, mas primeiro me agradece por minha sugestão de ir à clínica de fertilidade no fim de semana. O consultório estava aberto, seu marido foi, havia filmes pornográficos na TV da sala de tratamento, e ele deixou o esperma ali para ser examinado. Depois da consulta, ele foi comprar comida para o jantar, mas voltou para casa esgotado; chovia a cântaros, o Uber levou meia hora para buscá-lo, e ele ficou na chuva, esperando. "Espero que a gente nunca mais tenha que oferecer outro jantar", disse, ao chegar. Ele tem 34 anos. Mais cedo, de manhã, o alarme de fumaça do apartamento tinha disparado, e o marido ficou nervoso com ela por causa disso. Tinha ficado acordado na véspera, fazendo um parto, e pretendia dormir horas a mais.

– Ele arrancou a coisa da parede para parar de bipar – Violette diz. Sua violência assustou-a. Sentiu-se responsável pelo alarme (já deveria ter trocado as pilhas) e pelo trauma do marido ao ir às compras. – Como posso compensá-lo? – ela se pergunta. Tem uma ideia. – Posso reorganizar os armários. Ele fica muito nervoso quando não consegue encontrar nada pela manhã.

Levo a conversa de volta para o jantar. Quero saber mais. Mais tarde, naquele dia, enquanto ela cozinhava, várias pessoas cancelaram de última hora. Ela ficou nervosa e jogou alguma coisa, um utensílio culinário, na parede da cozinha. Isto é a violência *dela*, observo; seu marido não tem um monopólio disso. Seu ato acordou o marido.

Ele ficou arrependido e pediu desculpas por seu mau humor mais cedo. O jantar correu bem, e no dia seguinte, depois de limpar tudo, eles se deitaram juntos e trocaram carinhos. Sugiro que os dois substituam a pilha do alarme de fumaça juntos, em vez de fazer disso uma responsabilidade só dela.

– Deve ter uma loja de utilidades domésticas perto da sua casa – digo.

– Nós podemos ir ao shopping – ela responde.

* * *

Esta sessão resume a importante relação entre perfeccionismo e raiva, a caminho do ideal do dalai-lama de não violência e paz interior. A meditação almeja livrar-nos de nossa própria violência interior, mas, para nos livrarmos dela, precisamos conseguir reconhecê-la quando aparece. Violette foi hábil em vê-la no marido, mas sua resposta instintiva foi reprimir sua reação e, em vez disso, ver a raiva do *marido* como um sinal das falhas *dela*. Sua raiva estourou, no entanto, quando jogou a espátula contra a parede, e isso, a meu ver, foi um avanço positivo. Ficar com raiva significou que ela já não era perfeita, e também que ela e o marido precisavam arrumar uma maneira de resolver a situação entre eles, assim como fizeram com a visita à clínica de fertilidade. No fundo, eu sabia que Violette também precisaria assumir sua agressão e usá-la produtivamente, se fosse fazer as mudanças que queria em sua carreira. Teria que mobilizar aquela agressão e se arriscar a decepcionar o amigo que queria que ela continuasse com o projeto que tinham em conjunto. É muito difícil conciliar separação e conexão!

Dentro do contexto de seu casamento, em que Violette, ao ser tão solidária com o marido, estava inclinada a arcar com um excesso de responsabilidade, a palavra mais importante em sua conclusão, "Nós podemos ir ao shopping", foi "nós".

Winnicott, meu ídolo psicanalítico, tinha algo a dizer sobre esse tipo de situação. Estava escrevendo sobre as preocupações dos pais em relação às mentiras dos filhos, mas suas visões vão bem além da mentira.

Se o desenvolvimento segue bem, o indivíduo torna-se capaz de enganar, mentir, conceder, aceitar conflito como um fato e abandonar as ideias extremas de perfeição e um oposto de perfeição que tornam a existência intolerável. A capacidade para a concessão não é uma característica do insano. O ser humano maduro não é tão agradável nem tão desagradável quanto o imaturo. A água no copo é enlameada, mas não é lama.[26]

"A capacidade para a concessão não é uma característica do insano." Adoro isso! E "A água no copo é enlameada, mas não é lama"... Levei algum tempo para entender o que ele queria dizer com isso, mas agora acho que entendo. Violette não precisa ficar presa na lama do seu perfeccionismo; ela pode se deixar enlamear por seus sentimentos complicados. Esse é um aspecto importante da terapia, não apenas para Violette, mas para muitos dos meus pacientes. O ideal perfeccionista, impelido por um superego demasiado intrusivo, não abre espaço para as coisas como elas são. As pessoas possuem sentimentos complicados e contraditórios. Apenas os insanos entre nós acreditam não haver espaço para concessão.

Rachel

6/3/2019, 10h30

Rachel, divorciada e mãe de uma menina de 16 anos, tem um relacionamento amoroso há vários anos. Ela e o namorado não moram juntos, mas passam muito tempo na companhia um do outro, e o relacionamento é feliz. No entanto, noutro dia, eles tiveram uma briga. Rachel estava na cozinha lavando pratos e preparando o jantar, quando o namorado telefonou. Na maioria das vezes, ela atende o telefone na mesma hora, mas dessa vez estava com as mãos ocupadas e deixou a chamada ir para a caixa postal. Mais tarde, em uma videochamada com ele, percebeu que estava nervoso, mas ele não disse o motivo, nem quando lhe perguntou diretamente. Mas Rachel o pressionou e ele acabou admitindo ter ficado magoado quando ela não atendeu. "Quantos anos você tem, 12?", ela replicou, chocada. "Estava ocupada na cozinha", acrescentou. Recuperando-se até certo ponto e intuindo a resposta, perguntou o que passou pela cabeça dele quando não atendeu o telefone. De início, ele resistiu à pergunta, até, enfim, responder timidamente: "Quer mesmo saber? Achei que você estivesse com outro homem".

Rachel demorou a acreditar que estivesse falando sério, e deve ter rido, antes de ver o sofrimento no rosto dele.

– Sou tão dedicada a ele, não faz sentido – ela me diz. – O que ele quis dizer?

Ela tranquilizou o namorado, que pareceu perceber o quanto seus pensamentos estavam longe da realidade, mas continuava perturbada quando veio me ver dois dias depois. Questionava-se:

– Estou sendo egoísta demais? Não estou lhe dando o suficiente? Será que é por isso? – Mas Rachel também está preocupada com a falta de confiança. O ciúme dele vai ultrapassar tudo que tem sido tão bom entre os dois? O que isso quer dizer?

Sou muito objetivo com ela:

– Ele tem que lidar com esse sentimento. Não tem nada a ver com alguma coisa que você esteja fazendo de errado.

Digo a ela o que aprendi sobre esse tipo de coisa ao ler Freud e sua definição do complexo de Édipo. Por muito tempo, não levei Freud a sério neste assunto. O complexo de Édipo parecia consolidado em um capítulo da psicanálise não mais relevante nas preocupações atuais. Mas, com o tempo, acabei compreendendo como é importante levar a sério as primeiras histórias psicossexuais das pessoas. Em geral, as raízes do apego podem ser encontradas ali. Freud explica da seguinte maneira... ou pelos menos é assim que entendo: as crianças, a partir de uns 5 anos, já são seres sexuais. Têm consciência de suas sensações genitais e vivenciam excitação. Estão vagamente conscientes do relacionamento íntimo exclusivo entre seus pais e desejam fazer parte dele, mas têm uma desvantagem muito específica: não estão genitalmente equipadas para competir com eficiência, ou para satisfazer o pai ou a mãe por quem se sentem atraídas. Sentimentos de inadequação sexual, tão comuns em muitos adultos, podem ser literalmente – ou figurativamente – entendidos nesses termos. Ao denominar o complexo em atenção a Édipo, Freud enfatizou a natureza conflitante do desejo sexual de um garoto pequeno pela mãe, porque Édipo, no mito grego, casa-se com a mãe sem saber e mata o pai.

* * *

Para Freud, as tensões ao redor desse relacionamento triangular eram fundamentais. Ele tendia a ver muitos dos problemas de seus pacientes através dessas lentes. Em minha experiência, os conflitos edipianos raramente se revelaram ser o problema central das pessoas com as quais trabalhei. E, no entanto, o problema com o qual Rachel se deparava, do ciúme do namorado, era mais bem entendido pelo paradigma de Freud. O namorado não conseguia acreditar que fosse suficiente para ela, que realmente a satisfizesse e bastasse. Precisava que ela confirmasse isso, e que lealmente pegasse o telefone quando ligasse. Em minha avaliação, ele estava se empenhando para impedir sentimentos debilitantes de inferioridade, que logo afloravam quando ela não estava disponível, alimentando a necessidade de se apegar a ela ainda mais. De imediato, como que de volta a um local da infância, ele a imaginava com um amante. A meu ver, a reação espontânea de Rachel – "Quantos anos você tem, 12?" – estava defasada em seis ou sete anos.

Rachel poderia fazer algo para ajudar nesta situação? O mais importante, eu disse a ela, não era assumir responsabilidade pelos sentimentos do namorado, mas ajudá-lo a ver que são reflexos naturais de seu apego a ela, tanto saudável quanto nocivo. Todos nós levamos no íntimo nossos primeiros relacionamentos; a psicanálise pode fazer bom uso desse fato em seu conceito de transferência. Quando temos sorte o bastante para encontrar alguém para amar, esses relacionamentos antigos, escondidos no inconsciente, são destravados. Quando são entendidos como reflexos do passado, a energia que contêm pode inspirar e enriquecer os relacionamentos atuais da pessoa. Mas, quando considerados um fato atual, em vez de uma fantasia arcaica, podem ser incrivelmente destrutivos, o cavalo levando o cavaleiro para longe de onde quer ir. Imagine como seria fácil para Rachel ser sufocada pelo ciúme do namorado. Para a sorte dela, ele estava disposto a aprender com a experiência. Incentivei-a a levá-lo a expor mais abertamente seus medos e fantasias. Agora ele tinha a chance de minimizar a visão de si mesmo na infância, assim como muitos de nós precisam fazer. E Rachel não precisou usar o ciúme dele como um meio de se criticar. O apego assume muitas formas, e ela estava tão vulnerável quanto qualquer um ao se agarrar a um ideal perfeccionista para si própria, impossível de ser alcançado.

Lakshman

7/3/2019, 9h30

Lakshman volta com uma história complicada por ter ido a um pronto-atendimento por causa de dor no peito. Em resumo: ele teve uma arritmia, não um infarto, mas não ficou claro até ser hospitalizado, via ambulância, na UTI. A arritmia trouxe risco de vida. Seu coração parou durante doze segundos, e ele começou a "afundar". Agora ele está com um marca-passo e num bom-humor notável quanto a toda provação. Mas tem uma queixa:

– Minha libido se foi – diz, pesaroso. – Agora, quando estou no metrô, olho para todo mundo me perguntando quem daria um bom contador.

Lakshman já não sabe bem quem ele é.

QUATRO
PRIMAVERA

Quando, muitos anos atrás, comecei a falar em público sobre meu trabalho, precisei de uma maneira para transmitir que a meditação e a psicoterapia não eram tão diferentes como muitas pessoas pareciam pensar. Deparei-me com uma entrevista com o artista e compositor John Cage, que me deu uma enorme inspiração. Já conhecia o trabalho de Cage, mas não o entendia a fundo. Sabia que havia muito tempo que ele trabalhava com o dançarino Merce Cunningham; que era influenciado pelo budismo; que usava com frequência em suas composições uma antiga ferramenta divinatória chinesa, o *I Ching*; que uma vez havia composto uma peça musical com 4 minutos e 33 segundos de silêncio; e que colhia cogumelos. Ele fizera parte do corpo docente do Instituto Naropa durante o verão de 1974, quando fui apresentado ao budismo pela primeira vez e ao mundo artístico da cidade de Nova York. Desde então, ele tinha atingido o status de eminência parda na cultura de vanguarda em que eu estava mais ou menos imerso por volta de 1986. Mas eu não estava familiarizado com a sua música, seus escritos, sua história, nem com o fato de que colher cogumelos envolvia a mesma arte de observação que também inspirava sua música. Não sabia que seu famoso concerto silencioso – aquele com duração de 4 minutos e 33 segundos – tinha ocorrido em um anfiteatro ao ar livre, no Hudson Valley, e era qualquer coisa, menos um silêncio total. Os sons da natureza e os sons da plateia passaram a ser a música do espetáculo, enquanto o pianista ficava quieto, abrindo e fechando a tampa do teclado em intervalos determinados. Seu concerto silencioso chamou a atenção da plateia para a música que já estava em seu entorno. A entrevista que encontrei em um jornalzinho chamado *Inquiring Mind,* o periódico da comunidade vipassana de Berkeley, da qual eu fazia parte, foi uma revelação. Também me deu uma maneira de pensar em como a terapia poderia ser entendida sob uma perspectiva espiritual, ou pelo menos a de John Cage.

No fim das contas, a contemplação budista é um tipo de terapia; toda sua orientação é dirigida para aliviar as pessoas de sofrimentos psicológicos inúteis e autoinfligidos. E a psicoterapia, assim como a meditação, é, em sua base, um questionamento na natureza do eu. Quanto mais alguém examina sua experiência, mais misterioso e ilusório se torna o eu. Isto é uma constatação enriquecedora, que também favorece a sensatez e a humildade, encorajada pela meditação do insight, e que a psicanálise, após um século ou mais de autoanálise, tem sido forçada a admitir.

Freud notoriamente afirmou que o melhor que ele poderia fazer pelas pessoas era tirá-las de um estado de desgraça neurótica e devolvê-las a um estado de infelicidade comum, enquanto o Buda prometia liberdade de ambos os estados, mas, no frigir dos ovos, ambos perceberam a salvação com uma avaliação realista e perspicaz da condição humana, acentuada por uma dose saudável de incerteza. O método deles, de livre associação, por um lado; e prática de mindfulness, por outro, era extraordinariamente parecido no sentido de que os dois procuravam contornar as incessantes exigências do ego por controle e segurança, de modo a atingir algo mais básico e verdadeiro. John Cage, em seu método de fazer música, pareceu incorporar o mesmo princípio e conseguiu expressá-lo de modo original, inovador e divertido. A jornada de Cage foi similar à minha sob diversos aspectos interessantes.

Em 1951, Cage esteve na Universidade Columbia para assistir a uma série de palestras sobre zen-budismo proferidas por um professor visitante chamado D. T. Suzuki. (Uma geração depois, no verão de 1974, fui para Naropa, onde assisti a um conjunto de palestras sobre budismo por professores igualmente eméritos, entre eles John Cage.) Por dois anos, Cage frequentou as aulas de Suzuki. (Voltei a Naropa em dois verões subsequentes.) As palestras de Suzuki foram no departamento de filosofia e atraíram um grupo de pessoas, incluindo os pintores Philip Guston e Agnes Martin, os psicanalistas Erich Fromm e Karen Horney, o filósofo e crítico de arte Arthur Danto, o poeta Allen Ginsberg, o trapista erudito Thomas Merton e, segundo alguns, o escritor J. D. Salinger. Cage ficou profundamente comovido com o que ouviu. Suzuki tocou no aspecto pessoal, psicológico, espiritual e universal em suas falas. Não ensinou meditação, mas ensinou a maneira budista de abordar a vida, filosofia que teve um impacto verdadeiro em muitos dos participantes. Alguns anos depois, Erich Fromm organizou uma conferência na Cidade do México sobre a confluência do zen e da terapia, e publicou um livro influente sobre o assunto. A contribuição de Suzuki dá uma ideia de como devem ter sido suas palestras.

> Mas deixe um homem olhar para dentro uma vez, com toda sinceridade, e ele então perceberá que não está só, desamparado e abandonado; dentro dele existe certo sentimento de solidão majestosamente grandioso, ali sozinho e, no entanto, não separado do resto da existência. Esta situação extraordinária, aparentemente ou objetivamente contraditória, concretiza-se quando ele se aproxima da realidade à maneira zen. O que faz com que se sinta desse jeito vem de experienciar pessoalmente criatividade ou originalidade, que é dele quando transcende o reino do intelecto e da abstração.[27]

Suzuki, à sua própria maneira, falava sobre ir além do ego, e fazer contato com a alma: uma solidão majestosamente grandiosa, ali sozinha, mas não separada do resto da existência. Cage decidiu colocar essa experiência na música.

Na entrevista que li, a dívida de Cage com Suzuki era palpável. Cage contou que nunca tinha se proposto à prática da meditação zazen, já tendo prometido a seu professor, Arnold Schoenberg, que dedicaria a vida à música, e que qualquer outra interiorização, além da necessária para se criar música, seria além da conta. Então, em vez da meditação zazen, Cage decidiu levar o ensinamento de Suzuki para a música, muito semelhante a como tentei trazer o que aprendi com a meditação de insight para a prática da terapia. A entrevista estava repleta de citações concisas de Cage sobre como ele fez isso. Achei a linguagem dele uma descrição perfeita de mindfulness.

"Desenvolver um ouvido para sons musicais é como desenvolver um ego", ele disse.[28] "Você começa recusando sons que não são musicais, e assim se isola de uma boa quantidade de experiências." E "Se eu gostasse de música de elevador, que não gosto, o mundo estaria mais aberto para mim. Pretendo trabalhar nisso". E "Acho que a vida é maravilhosamente complexa, e que, não importa o que a gente faça, existe ocasião para se irritar. Não acho que chegaremos à serenidade que imaginamos. Adoro a história do monge zen que disse: 'Agora que estou iluminado, estou exatamente tão miserável quanto sempre estive'". E numa bela descrição de sua versão de paz interior, ele afirma: "Começo a entender que uma mente sóbria e tranquila é aquela em que o ego não obstrui a fluência das coisas que penetram nos nossos sentidos e passam pelos nossos sonhos. Nossa função na vida é nos tornarmos fluentes com a vida que estamos vivendo, e a arte pode ajudar nisso".

Cage estipulou um importante plano para si mesmo após sua introdução ao budismo. Queria apagar as diferenças entre sons musicais e comuns, entre silêncio e música, entre música e meditação. Queria trazer a prática de mindfulness à vida. À luz do que aprendi com a meditação, a intenção dele fez total sentido para mim. Se aprendi alguma coisa estudando mindfulness, é isto: não afaste o desagradável e não se agarre ao presente, mas dê igual atenção a tudo que existe para ser observado. Não é uma tarefa fácil, mas é algo que achei continuamente estimulante, bem como desafiador. Quando passei a conhecer a meditação, enquanto trabalhava com o Dr. Benson, a abordagem era quase o oposto: isole todos os incômodos e foque a mente em um único objeto. Deixe o relaxamento ser seu objetivo. Quando conheci Joseph Goldstein, Jack Kornfield e Ram Dass, e aprendi sobre a prática de mindfulness, eles reorganizaram por completo a minha orientação. "Seja aberto a tudo", aconselharam. "Aprenda como conceder uma atenção amorosa a toda sua experiência. Abra-se até para aqueles aspectos que você preferiria suprimir. Cultive serenidade, em vez de buscar a próxima experiência transcendental."

Essa postura encaixava-se bem no meu entendimento de terapia. Parecia natural utilizar a atenção plena no consultório, escutar meus pacientes da maneira que aprendi a escutar minha própria mente. "Suspenda o julgamento... e dê igual atenção a tudo que existe para ser observado", aconselhou Freud a colegas psicanalistas no começo de sua carreira, parecendo-se em tudo com um mestre zen de antigamente.[29] Os terapeutas têm dificuldade com isso, e com frequência acabam pensando demais sobre o que estão ouvindo, em vez de permanecer no processo da escuta e confiar na própria mente para lhes mostrar o que precisam ver, e o que precisam dizer. Quis que a escuta me guiasse. Tanto de maneira meditativa como de maneira psicoterapêutica, porque realmente não acho que exista alguma diferença.

Assim como Cage queria eliminar a diferença entre música e som comum, propus-me a eliminar a diferença entre quietude meditativa, terapia e vida comum. Usei o método de Cage para o som como uma metáfora para estar na experiência emocional. *Não se agarre a sentimentos específicos nem fique preso ou se apegue a eles*, pensei. *E não tente se isolar de tudo para conseguir uma quietude imaginária. Não se apegue e não condene, não se prenda e não afaste. Considere a emoção como um processo, um fluxo, e descubra aonde ela o leva. Seja tão aberto à emoção quanto Cage foi ao som.* Em vez de dirigir sua atenção para dentro, Cage usou sons exteriores como objeto básico de meditação, mas uma leitura mais profunda de seu trabalho deixou claro que ele, assim como os poetas zen de antigamente, também dirigia o mesmo tipo de abertura para sua vida interior. Achei esse exemplo esclarecedor. Existem pensamentos ou sentimentos que nos pegam, nos fazem sentir constrangidos, envergonhados ou impressionados ou, alternativamente, são cativantes e arrebatadores. Alguns parecem musicais, outros não, mas todos eles são oportunidades para desenvolver nossa mente.

À medida que continuei a reunir sessões para este livro, comecei a procurar exemplos de como a prática de mindfulness inspirou minha prática terapêutica. Ainda que, às vezes, dê instruções explícitas, descobri que, com mais frequência, procuro maneiras de tornar a atenção plena relevante em meio a conversas com meus pacientes. Embora possa ser praticada na almofada de meditação, a atenção plena também pode ser aplicada na vida. Cage esteve constantemente no fundo da minha mente nessas discussões. Seu método de encontrar quietude no som e música no silêncio ajudou-me a cobrir a brecha entre terapia e meditação. Nos exemplos a seguir, espero que algo do que achei tão comovente em Cage transpareça. Porque ele entendeu que a música, assim como a prática de mindfulness e a terapia, não era algo que pudesse ser administrado como um remédio, mas sim uma experiência interna que precisava ser descoberta por quem ouvisse. Aprenda a praticar a atenção plena, ele parecia dizer, colocando-a no que quer que você já esteja fazendo. Como ele disse em uma entrevista de 1962: "Precisamos planejar nossa música, precisamos planejar nossa arte, precisamos planejar tudo, acredito, de modo que as pessoas percebam que elas próprias estão fazendo isso, e não que algo esteja sendo feito para elas".[30] Algo semelhante também é um fato na psicoterapia. A terapia não é algo que o psiquiatra faça para um paciente, nem é apenas um lugar para alguém se queixar das vicissitudes sofridas; é um espaço em que uma pessoa pode aprender a escutar a própria voz. A prática de mindfulness pode ser de grande ajuda nesse esforço.

MINDFULNESS

Um monge perguntou: "Por quais meios se chega ao 'ouvir sem ouvir'?".
O mestre replicou: "Colocando de lado o não ouvir, o que você ouve?".

CHAO-CHOU, "Recorded Sayings", # 148[31]

Fred

21/3/2019, 11h

Fred, um engenheiro de software de 29 anos, está há algum tempo interessado em meditação. Ele tem uma vida agitada, é bem-sucedido, e vive estressado tanto pelo trabalho quanto por problemas familiares.

– Não tenho meditado nada – ele se queixa. – Existem tantas escolhas, tantos tipos de meditação, não sei o que fazer.

De início, fico intrigado, até ele explicar.

– São os aplicativos – ele me conta. – Os aplicativos de meditação. As pessoas da minha idade estão acostumadas a que o celular resolva qualquer problema. Está ao alcance da mão e se encarrega pela gente.

Agora entendo aonde ele vai chegar.

– Claro, os aplicativos. Eles não podem fazer isso por você; você precisa fazer por si mesmo! – Fico energizado pela conversa. – A questão toda é você mesmo fazer isso. Tudo se resume a isso. Você tem que descobrir a maneira que funciona para você. Tentativa e erro.

Digo a Fred que a meditação pode ser simples.

– Na verdade, você não precisa dos aplicativos. A meditação é não fazer nada. Apenas sente-se ali e observe sua mente. Não tem um objetivo – digo. – Assim que alguém te disser como fazer isso, você criará expectativas pelo que deveria acontecer. A meditação tem a ver com abrir uma janela dentro de você sem expectativas do que vai encontrar. É assim que ela pode ser surpreendente. Você simplesmente fica ali sentado. Tente não complicar a coisa.

Conversamos sobre *como* meditar e então, com muita rapidez, conversamos sobre *quando*. Fred tem tido dificuldade em encontrar um horário que funcione. Ele tem períodos bloqueados no calendário de seu celular, mas ainda que esteja anotado e não haja conflitos evidentes no escritório, ele ainda não o fez.

— Acho que pode ser difícil demais no trabalho — digo. — Existem muitas demandas competindo; sempre existe outra coisa para fazer que parecerá mais importante. — Abranjo minha sala com a mão. — Eu nem mesmo medito aqui. Não parece certo.

Conversamos sobre quando seria a hora certa.

— Quando era mais novo, costumava meditar logo que acordava, sentado na cama — digo. — Antes de precisar estar no trabalho, e antes de ter filhos. Depois mudei e comecei a meditar antes de dormir. Às vezes funciona, se não vou dormir na mesma hora que a minha esposa. Se acordo durante a noite e não volto a dormir, saio da cama e medito. É uma boa hora. Muito quieta. E então, se começo a ficar cansado, sei que existe uma boa chance de voltar a dormir. Lembro que, quando meus filhos eram pequenos, sempre havia um bom momento depois que eles iam para a cama à noite, quando a casa ficava muito silenciosa, por volta das sete e meia, ou oito, ou nove. Antes de ler o jornal, ou antes de jantar ou de assistir à TV, às vezes eu meditava. E com frequência, depois de ter lido histórias, meus filhos queriam que ficasse no quarto com eles, então levava minha almofada, me sentava e meditava, enquanto eles pegavam no sono. Ainda me lembro da minha filha me chamar quando ela tinha problemas para dormir. "Você vem meditar, papai?" Funcionou bem durante um tempo.

Fred entendeu. A meditação precisa se encaixar na vida real.

* * *

Com a recente popularidade da prática de mindfulness e a proliferação de aplicativos, blogs e podcasts a respeito, pessoas como Fred tendem a olhar para isso como uma espécie de ginástica mental, boa para a saúde e benéfica, quando praticada com regularidade. Isso não é necessariamente um erro, mas pode fazer com que a meditação pareça mais uma coisa que a pessoa esteja fazendo errado. Embora alguns dos meus pacientes tenham conseguido priorizar a prática regular de mindfulness sentado, muitos outros, em meio à vida agitada do trabalho e da família, não conseguem. Isso não significa que não existam oportunidades para praticar! Sentar não é a única postura. Como John Cage repetia, existe música por toda parte. Nossa mente está sempre conosco. Temos sempre a capacidade de prestar atenção nela. Temos sempre uma escolha sobre como vamos nos relacionar com uma determinada situação. A atenção plena nos proporciona essa oportunidade.

O que gostei nessa conversa foi falar sobre mindfulness como não fazer nada. Inúmeras pessoas têm problema com isso por causa do desejo de estar sempre no controle. A linha entre disciplina útil e controle inflexível nem sempre é tão clara, e, quando existe uma tendência para um esforço perfeccionista, a meditação pode ser convocada para servir esse mestre. Não quis que Fred caísse nessa armadilha. Seu superego não precisava de um impulso vindo da meditação.

Craig

28/3/2019, 10h30

Craig pede uma sessão especial porque está ficando desestabilizado depois de uma série de e-mails e textos agressivos de sua ex-namorada, de quem está separado há anos, mas com quem ainda colabora em um negócio que fundaram juntos. Para o bem de ambos, Craig concordou em continuar envolvido no negócio, mas os ataques de sua ex o deixaram exausto. Ele lê um dos e-mails. É familiar. Houve inúmeros nos últimos meses. Ela o acusa de abandoná-la e arruinar sua vida. "Você espera que eu o trate com civilidade depois do que fez para mim", ela escreve.

Craig está sempre discutindo com ela em sua mente, defendendo-se das suas críticas, e isso o está levando à loucura. Interfiro:

– Você *de fato* espera que ela o trate com civilidade – digo. – Claro que você espera.

Recentemente, voltei de um retiro silencioso de uma semana, e o poder da atenção plena está muito presente na minha cabeça. Posso ver que Craig está se defendendo contra as acusações da sua ex, e percebo com que habilidade ela o atinge. Ela sabe que não o está tratando com civilidade, e sua desculpa é impingir-lhe o seu próprio mau comportamento.

Craig tem um ciclo autodestrutivo em ação. Os ataques da sua ex tocam na culpa que sente por deixá-la. Ele detesta essa culpa e quer que ela suma. Em vez de reconhecer isso conscientemente (ou, na linguagem psicológica, não defensivamente), discute no íntimo os detalhes superficiais das últimas acusações que ela lhe fez.

Está tentando ganhar uma batalha que jamais poderá vencer. Quer mostrar a sua ex que é uma pessoa responsável, comprometida com a prosperidade de ambos, mas, para começo de conversa, nunca vai conseguir aplacar a mágoa que causou ao deixá-la. Ela nunca o perdoará por isso. Faço essa observação. Ele concorda.

* * *

Meu esforço nesta sessão foi ajudar Craig a permanecer equilibrado perante a raiva da sua ex. Essa é uma das grandes contribuições da atenção plena. Em geral, somos programados a reagir à raiva com raiva. Mas a prática de mindfulness nos ensina a tratar uma emoção forte como apenas mais um som musical. Nem sempre achei que fosse totalmente possível. Nosso sistema nervoso está preparado para reagir emocionalmente por circuitos que se movem mais rápido do que o pensamento, então, o normal é sentir a própria raiva chegar antes de ter a chance de refletir sobre qualquer coisa; mas tenho me saído bem, às vezes, relacionando-me com a minha própria raiva como uma curiosidade, e não como uma força que me domina. Isso me dá margem para escolher uma resposta.

– Não consigo ser a pessoa que você precisa que eu seja quando está me atacando desse jeito – proponho que Craig diga a ela. – Você está me afastando, ao mesmo tempo que me estende a mão querendo ajuda.

Craig gosta da minha sugestão. Está tentando fazer algo difícil. Quando as coisas se acalmam entre eles, e os dois colaboram no trabalho, tudo vai bem por um tempo, mas aí os sentimentos de traição de sua ex reacendem-se. Isso provoca uma raiva renovada da parte dela, e desespero da parte dele. Acho que o melhor que ele pode fazer é reagir à raiva dela com a sua verdade, em vez de ficar rodopiando numa série infindável de autojustificativas e negações. Tomar consciência da própria culpa, em vez de ficar na defensiva em relação a ela, ajudará. E tomar consciência da sua raiva, quando as acusações que ela fizer tirarem o melhor dele, também será de bom proveito.

Beth

16/4/2019, 13h30

Beth é uma anestesista de 50 anos com um histórico de anorexia quando era bem mais jovem. Hoje ela começa a sessão dizendo:

— Acho que, provavelmente, deveria almoçar alguma coisa, não demais, para não me sentir muito empanturrada.

Foco em suas hesitações: "acho" e "provavelmente". Na minha área, chamamos isso de retroflexões, quando alguém expressa uma intenção, mas depois a retira parcialmente. Meu terapeuta costumava chamar a minha atenção sempre que eu dizia a palavra "realmente", como em "Realmente gosto dela". "Ah, o que você não gosta nela?", ele perguntava. Até ele destacar isso, não havia percebido que tinha dito a palavra "realmente" ao falar a frase, mas a função da terapia era me tornar mais atento. Desta maneira, a terapia era muito parecida com a prática de mindfulness, jogando luz naqueles espaços escuros que nos permitem nos escondermos de nós mesmos.

As hesitações de Beth sugerem que ela não queira, de fato, almoçar. Desconfio que, às vezes, ela também preferiria ficar sem seu costumeiro jantar. Ela gosta da sensação vazia poderosa que o não comer lhe dá e tem o costume de passar dias comendo muito pouco. Depois de algum tempo, come um prato de legumes cozidos, mas então se sente "gorda" ou "estufada", e jura que não voltará a comer por um tempo. Não gosta do desconforto de se sentir muito empanturrada. Conversamos sobre ela estar sendo controlada por uma dualidade prazer/desprazer. Ao contrário da maioria das pessoas, Beth sente prazer em *não* comer e sente desconforto quando come.

– Os homens procuram as prostitutas porque gostam da sensação – digo, com certa falta de tato. – Isso não significa que seja bom para eles. O mesmo acontece com a heroína.

Estou tentando dizer que ir só pelo que parece bom ou ruim é uma maneira muito primitiva de se viver. Sugiro que ela se imponha um plano de tratamento, como se ela fosse outra pessoa, um paciente, que tire a escolha pessoal do contexto, por um tempo. Como um monge ou uma monja budista recolhendo esmolas na aldeia local, comendo apenas o que é colocado na vasilha de pedinte. Ou como John Cage, jogando o *I Ching* para determinar sua composição musical, tirando seu próprio ego do processo. Beth assente com a cabeça perante a minha sugestão, mas não sinto que a convenci. É provável que o assunto venha à tona novamente.

* * *

Nesta sessão, estou pensando não apenas em John Cage, mas também em um conceito derivado de Winnicott chamado "o objeto mente". Acho que estão relacionados. Winnicott, pediatra de formação, foi um dos primeiros psicanalistas a focar nos desafios concretos das crianças em seu desenvolvimento. Prestava atenção especial às crianças que, precocemente, se centralizam na mente pensante – ele chamava isso de um "crescimento excessivo da função mental" – e que acabam por depender do pensamento como salvaguarda mais importante em um mundo difícil e imprevisível.

Como Adam Phillips descreve, "pela visão de Winnicott, a mente é aquela parte do self inventada para encobrir, para lidar com qualquer insegurança sentida no ambiente cuidador. É, por assim dizer, uma ficção necessária, nascida da conveniência e, portanto, potencialmente contaminada por um ressentimento (inconsciente). Sempre que o mundo não for bom o bastante, a pessoa tem a mente como alternativa".[32]

Assim como Craig, meu paciente anterior, Beth luta com sua versão do objeto mente, exatamente como fiz em meus primeiros retiros de meditação. Talvez o empenho seja mais óbvio nas discussões internas repetitivas de Craig com a ex, em que ele tenta encontrar uma solução para a acusação dela e a culpa dele. Mas isso também acontece nos pensamentos repetitivos de Beth sobre comida. Ela não está acostumada a conhecer as necessidades do seu corpo a partir de dentro, e sente-se mais à vontade abordando-as a partir da visão da mente. Seu ressentimento inconsciente é visível em suas hesitações, na maneira como diz uma coisa para si mesma, mas ao mesmo tempo a sabota numa linguagem da qual não se dá conta totalmente.

Ao confiar nas "intervenções do acaso", como o *I Ching*, John Cage estava explicitamente contornando seu próprio processo de pensamento, preferindo, como os poetas zen que tanto admirava, deixar a natureza ser sua guia. Não consegui imitar Cage diretamente, mas mesmo assim estava tentando empurrar Craig e Beth para fora dos seus ciclos mentais opressivos, usando qualquer conselho em que pudesse pensar. Não deixei de perceber a ironia de recorrer a meu próprio pensamento discursivo. Meu conselho para Beth, embora bem intencionado, não conseguiu penetrar de maneira contundente nos muros mentais que ela havia erguido. Não senti que estivesse vivendo à altura do preceito de John Cage para planejar minha arte de modo que minha paciente conseguisse perceber o que estava fazendo. Eu ainda trabalhava de maneira um tanto rigorosa. O som de uma só mão nem sempre é muito fácil de evocar, mesmo no relativo silêncio de uma sala de terapia.

Domingo. Dia das Mães. Sem terapia.

12/5/2019, 13h

Um grande amigo meu do segundo grau morreu após três anos de batalha contra o câncer, e alguns dias depois fomos visitar a esposa dele e lhe levar um pouco de comida. Seu filho, a nora e o neto de 2 anos e meio também estão lá. Levamos pão de uma padaria próxima de casa, patê de fígado, uma pasta de berinjela preparada por minha mulher e um prato de polenta com espinafre. Depois de nos sentarmos, conversar e comer, levanto-me para lavar a louça. O filho e a nora estão na cozinha comigo, e para minha surpresa perguntam se podem me fazer uma pergunta profissional.

– O que devemos dizer ao nosso filho? – eles querem saber.

Não havia me ocorrido que o filho deles ainda não soubesse sobre a morte do avô. Lamento o dilema em que estão. Como apresentar a morte para seu filho querido, confiante e livre?

– Ele fica perguntando "Cadê o vovô?" – eles dizem. – Dissemos que ele ficaria longe por um tempo.

– Vocês ainda não contaram nada? – pergunto, ganhando um pouco de tempo, ainda sem saber qual a melhor maneira de dizer o que estava pensando. – Como é possível?

– Não vi sentido em estragar a vida perfeita dele – o pai responde.

– Cabe a vocês decidir como querem lidar com isso – começo, sabendo no fundo que a vida perfeita do menino já foi afetada –, mas acho que deveriam lhe contar a verdade. Como vão colocar isso, depende de como pensam, mas eu diria algo como: "O vovô morreu.

Seu corpo não aguentava mais, então ele teve que abrir mão dele e se preparar para o próximo". Realmente acredito nisso – continuei, ganhando fôlego. – Então, para mim seria natural colocar desse jeito, mas o que vocês vão dizer é menos importante do que reconhecer o fato. Ele vai sentir que alguma coisa aconteceu, vai escutar conversas a respeito, e haverá um funeral. Se vocês não explicarem, ele vai inventar alguma coisa que será ainda mais confusa, porque vocês não saberão o que ele está pensando. A pior coisa seria ele sentir a tensão no ambiente, ou a tristeza de vocês com a perda, e pensar que é por algo que ele tenha feito. As crianças sentem o que acontece à volta delas, mas não conseguem entender; se vocês não ajudam explicando, elas acham que tem a ver com elas. Para qualquer um de nós é muito difícil entender a morte, e com certeza vai ser difícil para ele, mas ele vai crescer com isso e vocês poderão ajudá-lo com o passar dos anos.

Conto a eles que meu filho, quando bem pequeno, ficou muito ansioso porque não lhe explicamos o que estava acontecendo quando a avó recebeu o diagnóstico de câncer. Finalmente aflorou que ele tinha escutado a palavra "câncer" e não sabia o que significava. Entendeu que era algo ruim, mas deduziu, erradamente, que sua mãe, não a avó, tinha aquilo. Sua ansiedade acalmou-se depois de fazermos o possível para lhe explicar o que estava acontecendo.

* * *

Lembro-me do livro que lemos para meu filho naqueles dias, quando a ameaça de morte fez a primeira aparição na vida dele. Chamava-se *The Mountains of Tibet* [As montanhas do Tibete], de Mordicai Gerstein, e se tornou um dos meus livros preferidos de todos os tempos. Um velho lenhador morre no começo do livro, e seu espírito vai para o *bardo*, o lugar intermediário, onde ele tem a chance de escolher para que mundo quer voltar. Ele escolhe a Terra, atraído por sua cor azul, e então tem uma série de escolhas adicionais a fazer. Que continente, que paisagem, que clima, que cultura, que país ele acha atraentes? O lenhador escolhe o Tibete mais uma vez. Algo, algum vestígio da memória, fica chamando-o para lá. Lembro-me da ilustração de todos os pais com os braços estendidos, buscando um novo bebê. Numa versão tibetana do complexo de Édipo, de Freud, o lenhador se sente atraído para seus novos pais, e depois lhe é dada mais uma escolha: menino ou menina desta vez? Ele escolhe uma nova identidade de gênero e opta, biologicamente, por ser uma menina.

Havia algo imensamente confortante nesta história, pelo menos para mim, enquanto tentávamos navegar pelo mistério do câncer da minha sogra. A vida como um processo sem começo ou fim. Lemos aquela história milhares de vezes. Meu filho (agora com quase 30 anos) afirma não se lembrar dela de jeito nenhum. Mas ao lê-la repetidas vezes, aprendemos uma grande lição de mindfulness: tentar evitar o que nos incomoda apenas nos deixa mais tensos, irritados, ansiosos e temerosos.

Era muito natural que meus amigos não quisessem contar ao filho sobre a morte do avô. Quem é que quer morte na vida dos filhos? Mas evitar a sua realidade não é uma boa solução. Um monte de ansiedade tem suas raízes nesse tipo de evitação. O Buda notou isso em sua primeira verdade nobre ao usar a palavra *dukkha* para descrever o aspecto insatisfatório que obscurece nossa vida. A palavra *dukkha*, em geral traduzida como "sofrimento", na verdade significa "difícil de encarar". *Kha* é "encarar" e *duk* significa "difícil de". A morte é uma dessas coisas difíceis de encarar. Mas a atenção plena, assim como a música de John Cage, encoraja-nos a prestar atenção nos sons nocivos, bem como nos sons melódicos. Como o Buda nunca se cansava de nos lembrar, "Tudo que surge também deve desaparecer", e somos mais capazes do que pensamos para encarar.

Zach

15/5/2019, 8h30

Zach é um poeta talentoso que tem conseguido escrever sem precisar competir no mercado porque herdou uma boa quantidade de dinheiro. O resultado disso é que mostra seus poemas apenas para alguns amigos artistas próximos, que tanto sentem inveja do seu privilégio quanto o menosprezam por isso. São competitivos de uma maneira que me parece óbvia, mas não está tão clara para Zach. Ele leva essas críticas não tão dissimuladas para o lado pessoal, o que alimenta sua insegurança. Falar sobre o assunto traz à tona seu relacionamento com o pai, agora falecido, um intelectual que reconhecia e apoiava os talentos literários do filho, mas cujas realizações acadêmicas pareciam intimidantes para Zach, que era talentoso em outro aspecto. Zach vê um padrão em suas amizades masculinas: ele se coloca na posição de se comparar e se sentir envergonhado. Em vez de colocar seu trabalho em um universo mais amplo, ele o mostra apenas para aqueles poucos que talvez não sejam os melhores juízes do seu valor. Está prestes a visitar um desses velhos amigos, um professor universitário com grande conhecimento no tipo de teoria cultural com que Zach não está familiarizado.

– Posso vê-lo me vendo – Zach me diz – e só sinto vergonha.

– A presunção é um dos últimos grilhões – respondo.

Obviamente, de início, Zach não entende o que estou dizendo, mas tenho a intenção de explicar. Do ponto de vista da psicologia budista, a tendência a se comparar com outros é um hábito do ego profundamente arraigado, quase instintivo. É isso que significa presunção. Não significa um amor-próprio positivo; de certa maneira, é exatamente o oposto. A palavra usada no budismo significa "avaliação". A maioria das pessoas está continuamente se comparando com os outros – sua aparência, sua inteligência, sua riqueza, suas conquistas. Zach não é diferente nesse aspecto, está apenas orientado em uma determinada maneira. Até iniciados espirituais muito elevados ainda são propensos a comparar suas realizações meditativas com as dos outros; o ego deles continua funcionando. Uma das coisas em que a psicologia budista é superior é em especificar quais tendências emocionais são as mais entranhadas. Elas são listadas como os "dez grilhões", e dizem que a tendência a avaliar a si próprio é uma das mais sutis e difíceis de extirpar. Até a luxúria e a raiva são mais fáceis de lidar do que a presunção.

Zach acha isso apenas vagamente reconfortante. Está apreensivo com sua próxima visita ao amigo, e olha para mim em busca de um conselho concreto e não de uma especulação filosófica. Estudou meditação por um longo tempo e quer tentar usá-la para modificar a dinâmica com seu amigo. Não acho que ele deva ir correndo lhe mostrar seus novos poemas, e digo isso. Por que se predispor a se sentir mal?

– O que devo fazer então? – ele pergunta. – Mandar-lhe *metta*?

Metta é a palavra para generosidade amorosa na língua páli da época do Buda. Existem exercícios clássicos de meditação em que a pessoa envia, deliberadamente, pensamentos amorosos para outras pessoas, primeiro para as que lhe são mais próximas, depois para aquelas em relação aos quais ela se sente neutra, e por fim para as que são percebidas como inimigas. Não tenho tanta certeza de que enviar *metta* para seu amigo durante a visita vá funcionar. Parece artificial demais interpor uma meditação no tempo em que estiverem juntos.

– Apenas seja amigo dele – sugiro. – Aja com simplicidade.

Zach é pego de surpresa com o meu comentário, mas sinto que avancei um pouco. Com toda sua avaliação e comparação, ele está se perdendo na própria mente. Vê seu amigo observando-o e depois luta com essa percepção de si mesmo e perde a batalha, acabando no campo excessivamente conhecido de não estar à altura. Quando o aconselho a apenas ser amigo dele, estou incentivando algo mais simples e diferente. Eles vão passar uma semana de férias juntos em São Francisco. Zach conhece a cidade e pode ciceronear o outro.

– Seja generoso – digo.

Esforçar-se pelo amigo é um uso de energia muito melhor do que transformar a amizade em uma chance de se sentir mal com relação a si mesmo. Mas exige uma intenção clara e persistente. Será fácil para Zach recair no velho padrão, caso não fique atento.

* * *

Existe algo nesta sessão que me lembra a conversa fundamental de Ram Dass com Lakshman, quando lhe disse para "amar os pensamentos" e se ver como uma alma. E também existe algo do objeto mente e do superego freudiano.

O autojulgamento é uma parte muito relevante na identidade de Zach, presente há um bom tempo. Zach se objetifica e se sente insuficiente. Compara-se com o pai, com os amigos e com um ideal imaginário, e sempre sai perdendo. Os pensamentos negativos sobre si próprio compõem-se da vergonha que sente sempre que se vê pelos olhos do outro. Embora não sugira que ame seus pensamentos negativos (apesar de a ideia ter passado pela minha cabeça), tentei encorajar alguma distância deles, ao falar sobre os dez grilhões.

Enquanto muitos terapeutas explicariam uma negatividade persistente (como a de Zach) como o resultado de uma parentalidade deficiente, a psicologia budista vê isso mais como uma excrescência inevitável das dificuldades incorporadas a um nascimento humano. Não podemos evitar nos tratar como objetos e nos comparar com outras pessoas. Nossa mente conceitual impelida pelo ego apega-se à certeza, e quando procuramos por ela dentro de nós mesmos, não a encontramos, pelo menos não da forma que aprendemos a supor. Estamos sempre nos ajustando, e sempre existe alguém que se sai melhor do que nós. Se Zach pudesse ver seus pensamentos negativos não como um reflexo de sua inadequação inerente, mas como as compreensíveis percepções equivocadas de uma mente não esclarecida, talvez não sentisse tanta vergonha.

Lembro-me das quatro qualidades da estética zen-budista (simplicidade, naturalidade, objetividade e profundidade) e das quatro atmosferas dominantes na poesia zen (isolamento, pobreza, impermanência e mistério).[33] Zach poderá encontrar dentro de si a solidão majestosamente grandiosa que Suzuki ajudou John Cage a conhecer? Poderá ser simplesmente um amigo para seu amigo? Poderá mostrar São Francisco a ele sem se sentir um fracasso, sem a intromissão do seu ego ou superego? Poderá ecoar, no final da sua semana de férias, o haicai do poeta zen Bakusui, do século XVIII, em que ele escreve com parcimônia, mas numa profundidade sucinta, sobre a surpresa de se recolher em si mesmo em um belo dia de primavera?

> *Voltando*
> *Por um caminho inusitado —*
> *Violetas.*[34]

O caminho inusitado, na situação de Zach, é o caminho da simples amizade. Se deixar de misturá-la com seus julgamentos, comparações, inadequações e vergonha costumeiros, vai notar algo surpreendente brotando. Violetas.

Acho que nesta sessão cheguei mais perto do que em muitas das anteriores de encorajar o tipo de mudança que busco para meus pacientes. Ela não veio através da minha explicação do conceito de presunção, mas da surpresa de sugerir que Zach fosse simplesmente um amigo para seu amigo. O elemento surpresa foi importante. Perplexo com meu comentário, Zach teve um vislumbre de outra maneira de se relacionar. Naquele momento, aquilo fez sentido para ele, não apenas conceitualmente, mas pessoalmente. O poema zen conota um sentimento parecido, com a volta por um caminho inusitado. Poderia ser também a atenção plena voltando por um recurso intrínseco, mas desconhecido, para encontrar o inesperado? Quando li o poema para Zach, num outro dia, em vez de escutar "violetas", ele escutou a palavra final "violência". Um ato falho, poderíamos concluir.

Sarah

15/5/2019, 16h

Sarah tem dois filhos pequenos e um trabalho em período integral. Está separada do marido, mas os dois estão em bons termos, e ela tenta criar as crianças junto com ele, embora vivam separados. Sua mãe está de visita, hospedada em sua casa, dormindo no sofá do pequeno apartamento no Brooklyn. Embora se sinta agradecida pela ajuda da mãe com as crianças, Sarah está frustrada com a passividade dela. Quando chega em casa após um longo dia de trabalho, encontra a mãe sentada com as crianças, esperando que Sarah faça o jantar. Como resultado dessa visita, existe um trabalho extra a ser feito, e não o contrário. Além disso, a mãe não demonstra interesse por nenhuma atividade cultural da cidade. Ajuda a levar e trazer as crianças da creche, e lê para elas quando estão em casa, mas é só. Sarah tem dificuldade para se sentir próxima da mãe.

– Ela não me conhece de verdade – Sarah diz. – Estou sempre meio paralisada quando estou perto dela. O que posso fazer para romper isso?

Fico curioso em relação à coisa da comida.

– Ela não cozinha? – pergunto. Acho isso um tanto incomum.

– Não – Sarah responde. – Quando vou a sua casa, na cozinha só tem uma pilha enorme de embalagens de comida de micro-ondas.

– Você tem um micro-ondas? – pergunto, com certeza absoluta de que ela não tem. Ela não tem. – Bom, esta é a minha primeira sugestão: faça sua mãe comprar um micro-ondas pra você. Um que possa ser escondido no armário quando ela não estiver lá, caso não o queira por perto. Ela poderia fazer isso pra você?

– Poderia – Sarah sorri. – Posso pedir que vá ao shopping. É perto.

Depois que tiverem o micro-ondas, acho que talvez a mãe dela possa preparar o jantar.

– Seria uma ajuda enorme se eu não tiver que cozinhar sempre – Sarah diz. A filha dela até poderia gostar das refeições de micro-ondas por um tempo.

Depois, tento conversar sobre a outra coisa, o problema de não se sentir próxima. Pergunto a Sarah se já contei a ela sobre meu avanço com meu pai. Às vezes conto essa história para meus pacientes, e não tenho certeza se já a mencionei. Meu pai era professor de medicina, um nefrologista, na época em que os nefrologistas eram a elite médica da medicina interna, uma espécie de neurocientistas de hoje. Ele amava a medicina e sempre quis que eu fosse médico. O único problema era que eu não tinha interesse em rins, nem nenhum desejo que me impelisse a ser médico. Durante meus anos preparatórios para a faculdade, meu pai sempre perguntava se eu estava levando em consideração a ideia de fazer medicina. Depois que descobri o budismo e decidi, por falta de um plano melhor, que fazia sentido me tornar psiquiatra, ele sempre me perguntava como estava indo a faculdade de medicina. Na verdade, não gostava da faculdade de medicina, e sempre me esquivei a suas perguntas.

De maneira semelhante a Sarah, sentia que meu pai não me conhecia de verdade. Nunca perguntava sobre meus amigos, ou sobre assuntos em que eu estava de fato interessado. Depois da faculdade de medicina, ele sempre queria conversar sobre meu consultório particular, mas raramente sobre meus filhos. Por fim, a certa altura dos meus 30 e tantos anos, tive uma epifania. Percebi que todas as perguntas sobre ser médico eram apenas a maneira de o meu pai tentar fazer contato. Ele não conhecia outro jeito. Quando deixei de me ressentir das suas perguntas e de julgá-lo por elas, apenas respondendo sem truculência, as coisas melhoraram muito entre nós. Podíamos conversar de verdade! Achei que poderia ser útil Sarah escutar isso.

Podemos nos beneficiar de encontrar nossos pais onde eles estão, em vez de nos ressentir de onde eles não estão. Em seu julgamento da timidez da mãe, Sarah estava se distanciando sem necessidade. Se pudesse aceitar a mãe nos termos da mãe, ao mesmo tempo que a incentivasse a colocar alguns jantares no micro-ondas, tinha certeza de que Sarah também faria um avanço com ela.

* * *

Ao conversar com Sarah sobre minhas próprias dificuldades com meu pai, estava, mais uma vez, pensando no conceito budista de inocência ferida, abordado no inverno com Sally em seu retorno do Caribe. Amo esse conceito pela maneira como liga o pensamento budista ao trabalho de psicanalistas, que focam na negligência emocional e na indignação pertinente (na melhor das hipóteses) ou no vazio psicológico incapacitante (na pior das hipóteses) resultante de tal desatenção. O pensamento budista me tem sido útil nisso porque a primeira verdade nobre – que a vida é tingida por uma sensação de insatisfação (ou sofrimento) – dá como certo que sempre há alguma maneira de nos sentirmos invisíveis, ignorados ou irreconhecíveis. A psicanálise explorou muitas das falhas mais óbvias da parentalidade que contribuem para tais sensações, mas, ao tentar descobrir a origem, ou a causa da incerteza pessoal, encorajou muitas pessoas a culparem em demasia sua família de origem em vez de assumir a responsabilidade de estender a mão para estabelecer quaisquer tipos de ligação de fato possíveis em vida.

Não importa o grau de intimidade entre as pessoas, sempre há espaço para desarmonia. John Cage sabia disso e tentou trazer sons não musicais, tóxicos, para suas composições. Os professores budistas também sabem disso. O self que eles sugerem ser ilusório encontra sua base em sensações de ser invisível. Como o dalai-lama observa repetidas vezes, o instinto de autoestima, o sentimento de "eu, eu, eu", surge de modo mais incisivo quando a pessoa se sente acusada ou ignorada injustamente. O resultado infeliz é o objeto mente, em que a pessoa solidifica excessivamente seu próprio senso de identidade, pensando a esse respeito o tempo todo. A terapia budista, de qualquer espécie, procura minar essa falsa identidade, tornando-a o objetivo do questionamento.

Meus esforços com Sarah inclinaram-se nessa direção. Ela poderia continuar se sentindo magoada, ou ajudar sua mãe a alimentar a família. O shopping ficava próximo e, não pela primeira vez, poderia ser útil a um dos meus pacientes. É claro, o verdadeiro objetivo, pelo menos sob uma perspectiva budista, é o sentido de self excessivamente inflado, alimentado pelas mágoas pessoais de alguém. Depois que a pessoa identifica *esse* objetivo, torna-se possível se libertar de uma identificação exclusiva com ele. A liberdade acha-se nessa direção.

Jean
31/5/2019, 9h

Jean é uma ortopedista de 45 anos que, pelo meu ponto de vista, está sendo injustamente penalizada pela polícia federal dos Estados Unidos por prescrever um opioide para um paciente de longa data que sofre de dor crônica. Seu CRM foi revogado, ela perdeu um trabalho de consultoria em um hospital local, sua licença para receitar foi suspensa, seus registros médicos têm que ser auditados durante três anos, e ela precisa fazer um curso obrigatório de atualização em práticas adequadas de prescrição. Além disso, descobriu que terá que pagar uma multa de 250 mil dólares. É cerca de um terço de todo o dinheiro que ela reservou para a aposentadoria. Em contraste com a maneira como ela está se sentindo, fico aliviado ao saber da multa.

– O dinheiro é um conceito – digo.

– Todo mundo diz: "É apenas dinheiro" – ela responde, num tom exasperado.

– Não estou dizendo isso. É um montão de dinheiro, mas no momento ainda é apenas um número no seu extrato bancário. Depois que ele se for, você vai mesmo sentir falta dele? Não é como se você fosse parar de trabalhar dentro de pouco tempo.

Passei por coisas parecidas com pacientes que estão se divorciando. Eles têm que desistir de metade do seu patrimônio líquido, e a sensação é de angústia até a coisa acabar. Depois, mal tem importância. A vida segue. Estava mais preocupado que fossem tentar fazer de Jean um exemplo, cassando sua licença médica, ou mesmo a ameaçando com prisão. Ela vai ficar bem.

Em sua sessão, ela alterna entre autopiedade e humilhação.

– O que é pior, ser uma vítima ou a sensação de vergonha? – pergunto. Estou tentando descontrair sua identificação com ambos os estados. – Você precisa se sintonizar com sua herança cristã.

Jean olha para mim de esguelha. Ela me lembra que vem de uma família secular.

– Você sabe o que Jesus quis dizer com a frase "Ofereça a outra face"? – insisto. – Acabei de descobrir. Sempre pensei que fosse "Dê as costas", mas ele quis dizer "Vire a outra face se você já foi estapeado antes".

Não fica claro se Jean está acompanhando meu raciocínio.

– Por que Jesus assume o sofrimento dos outros? – continuo. Estou correndo um risco aqui, mas percebo que despertei sua curiosidade, e às vezes sou bem persistente.

– Para que possam ser livres? – ela responde, hesitante.

Parece certo. Especulo se Jean estaria fazendo algo semelhante. Ela consegue lidar com essa quantidade de sofrimento.

– Jesus sabia que seu corpo não era real – sugiro. – É por isso que ele poderia ressuscitar. O mesmo acontece com sua conta de aposentadoria.

Jean tem senso de humor e tolera a minha lógica. Está pronta para ir embora, e tenho a sensação de que está um pouco desorientada. Toda essa conversa sobre Jesus deixou-a um pouco confusa. Quero que ela esteja disposta a sofrer, ainda que seu sofrimento seja injusto, em vez de se apressar em se sentir perseguida, ou envergonhada.

– Perdoe-os, Pai, porque eles não sabem o que fazem – digo, enquanto ela me entrega um cheque como pagamento da sessão.

A multa é uma coisa, mas os autoconceitos resultantes da multa são outra.

* * *

É claro que teria sido tentador focar exclusivamente na série de sentimentos que Jean poderia estar tendo, além da vergonha que expressou. Sua propensão era estar brava, bem como humilhada e, em outra sessão ou com outro paciente, poderia ter sido terapêutico ajudá-la a se conscientizar da raiva. Sem ser reconhecida, a raiva poderia continuar a alimentar a autodepreciação de Jean, voltando-se, como tende a acontecer, de seu objeto para o indivíduo. Mas algo me levou a assumir uma abordagem diferente nesta sessão. Não é do meu feitio falar sobre Jesus, mas arrisquei. A frase "Ofereça a outra face" tem andado na minha cabeça ultimamente. Lembro-me de ter pesquisado na internet quando percebi que não entendia de fato a referência. E minha paciente que estivera em Calcutá, trabalhando com as freiras de Madre Teresa, também me causara uma grande impressão. A maneira como havia descrito cada uma das pessoas que vinha buscar ajuda como sendo Jesus, limpando seus ferimentos e olhando em seus olhos, vendo-os como Cristo, tocou-me profundamente.

Jean era uma pessoa amplamente generosa. As punições que lhe foram impingidas pareceram desproporcionais, e ainda assim sabia que ela podia sair daquilo ilesa, se não inalterada. Assim como Zach, Jean não precisava se identificar exclusivamente com sua vergonha. Nem precisava acrescentar sentimentos de desvalorização a seu sofrimento. Em outro momento, poderia ter citado o poeta zen Ikkyū, do século XV, que entendia que, à espreita por detrás das preocupações e aborrecimentos cotidianos, existe outra realidade mais autêntica, uma que a consciência plena revela, à medida que os julgamentos cotidianos de bom e mau vão sendo eliminados:

> *Eu outro certo errado desperdiçar sua vida discutindo*
> *Você é feliz realmente você é feliz.*[35]

Ou mesmo o haicai de Masahide, do século XVII, que encontrou uma iluminação inesperada depois de perder a casa num incêndio (ou depois de desconstruir seu conceito de identidade falsamente concebido?):

O celeiro queimou até virar cinzas –
agora
posso ver a lua.[36]

Mas Jesus foi o suficiente por um dia.

Rebecca

31/5/2019, 11h

Rebecca já veio me ver duas vezes. Ainda estou começando a conhecê-la. Hoje ela me conta que está com um ombro travado e procurou um terapeuta corporal. No processo de tratar seu desconforto, ele fez algo inesperado. "Quando estiver massageando esta área travada, você precisa fazer um som", ele pediu. Ela ficou meio perdida, mas sentiu-se pressionada a corresponder. Ele tentou orientá-la, dizendo: "Um som que você deteste; um que você prefira morrer a fazê-lo", mas ela continuou sem reação. Por fim, ele exemplificou com o som de um choramingo, e fez com que ela o repetisse seguidamente. Ele tinha razão, ela realmente detestou aquele som, era muito diferente da sua costumeira atitude autoconfiante, mas, conforme ela foi se forçando, começou a senti-lo realizando sua mágica em seu ombro.

O choramingo é interessante para mim, lembrando-me do som sempre evasivo de uma mão.

– Que sentimento acompanha aquele som? – pergunto-lhe.

As primeiras respostas de Rebecca não me soam verdadeiras.

– Medo? Vergonha? – ela especula, mas não sinto que esteja conectada com estas palavras.

Fico surpreso com sua dificuldade, mas só um pouco. A jogada do terapeuta corporal sugeria que ele sentiu que o ombro travado era a manifestação de uma emoção proibida, ou pelo menos estava associado a isso, algo que Rebecca havia afastado de sua consciência. Ao pedir que ela fizesse um som, estava tentando levá-la a se reconectar com algo que ela havia repelido. Espero por um bom tempo para que Rebecca encontre outra explicação para seu choramingo, mas ela está bloqueada.

– Que tal tristeza? – pergunto, finalmente. Bum!

– Meus pais divorciaram-se quando eu tinha 9 anos. – Rebecca me conta de repente. A história sai num jorro. – Minha mãe levou minha irmã, nosso cachorro e a mim para morar num pequeno apartamento onde os vizinhos reclamavam de o cachorro latir o tempo todo. Minha mãe levou o cachorro ao veterinário, e ele cortou o nervo das suas cordas vocais para que ele não fizesse um som, mas não funcionou totalmente, e ele continuou latindo, latindo o tempo todo. O som que ele fazia era como o meu.

Fico surpreso com a associação súbita de Rebecca. É quase um exemplo de livro didático de terapia, pois raramente acontece de uma lembrança cristalina explicar tanto. Estamos de volta a quando ela tinha 9 anos e os pais se separaram, mas ainda falta alguma coisa. Por mais traumática que seja essa lembrança, Rebecca ainda parece curiosamente imperturbável.

– Foi quando comecei a me mexer – ela diz. – Não havia escolha, tinha que me sair bem.

E deu certo. Rebecca tem uma personalidade extrovertida e sociável. Cuidou da mãe, chegou ao topo da sua profissão, casou-se e teve filhos. O que está faltando? Minha mente percorre o cenário.

– Seu pai. E quanto ao seu pai?

De início, Rebecca nega ter grande relação com ele.

– Ele voltou a se casar logo em seguida e disse que nunca foi tão feliz. Não tinha tempo para nós, e tivemos que seguir em frente.

Mas insisto.

– Só o cachorro pode ter sentimentos?

Em algum ponto ao longo da conversa, falo a Rebecca sobre mindfulness, que a palavra original na linguagem do Buda significava "rememorando", e associo a recolocação do seu ombro no lugar com a reintegração de sua tristeza proibida. Porque a perda do pai tem que ter tido importância. Uma criança naturalmente ama os pais, e a tristeza inevitável de perder um deles é uma manifestação desse amor. A lealdade à mãe fez Rebecca distanciar-se da sua necessidade do pai. Sua tristeza passou a ser um segredo até para ela mesma.

Rebecca interessa-se pelo que tenho a dizer e acho que está um pouco emocionada. A terapia está no começo, e teremos que ver se minha intervenção traz algum fruto, se a perda do pai é algo que continua a espiar de seu inconsciente. Por enquanto, estou empolgado com a sessão. Espero que ela se revele útil para Rebecca.

* * *

John Cage com frequência contava uma história intrigante sobre um encontro que teve com o escultor japonês Isamu Noguchi, que me lembra a sessão de Rebecca. Ele usou-o como parte de um complemento "musical" para uma das danças de Merce Cunningham, chamada *How to Pass, Kick, Fall and Run* [Como passar, chutar, cair e correr]. Na primeira vez em que foi produzida, em 1965, Cage sentou-se a uma mesa ao lado do palco, com um microfone, cinzeiro, textos e uma garrafa de vinho, e intermitentemente contava suas histórias em uma sequência ao acaso, enquanto os dançarinos se apresentavam. As danças não eram coreografadas segundo as histórias; elas simplesmente aconteciam ao mesmo tempo. Quando acontecia alguma coordenação, era por acaso. Sua narrativa sobre Noguchi era a seguinte:

> *Uma noite, quando eu*
> *ainda vivia na Grand Street,*
> *Monroe e Isamu Noguchi vieram*
> *me visitar. Não havia nada*
> *na sala (nenhum móvel, nenhuma*
> *pintura). O chão estava coberto*
> *de parede a parede, com uma*
> *esteira cor de cacau. As janelas não tinham*
> *cortinas, nem* panneaux. *Isamu Noguchi*
> *disse: "Um sapato velho ficaria*
> *lindo nesta sala".*[37]

O pai de Rebecca era como o sapato velho na história de Cage, o elemento ausente na desolação despojada da sua memória, invocada da expansão gelada do seu ombro travado. Ao longo dos anos, escutei coisas semelhantes de outros filhos do divórcio. A narrativa é sempre algo assim: um pai ou uma mãe, em geral com preocupações bem intencionadas pelo bem-estar dos filhos, mas às vezes por rancor, impede o contato com o outro genitor. As crianças precisam se adaptar, e o amor pelo (e a necessidade do) genitor rejeitado precisa ser abafado. Embora a psicologia budista nunca aborde especificamente esse tipo de problema, o aspecto "rememorando" da atenção plena, como o trabalho corporal a que Rebecca se submeteu, tende a trazer à tona emoções perdidas, escondidas ou proibidas. Ao adotar uma postura neutra perante uma experiência totalmente mental e física, a prática de mindfulness abre espaço para que tais sentimentos reprimidos se afirmem.

A sala vazia de Cage coberta com esteira cor de cacau é outra versão da minha sala de psicoterapia, despojada, à espera de qualquer sapato velho que possa completar o cenário. Conforme o material escondido começa a espreitar das trevas, nem sempre fica claro o que ele representa. Mas às vezes, como no caso de Rebecca, ele irrompe na cena apenas vagamente disfarçado. A psicoterapia pode ser uma ferramenta espiritual importante em tais situações. Isso continua a ser demonstrado na sessão seguinte.

David

31/5/2019, 12h

David é um músico de 65 anos, que está aprendendo a ser orientador de mindfulness. Ele precisa apresentar à sua turma as técnicas de mindfulness das emoções e quer saber se tenho algumas sugestões. Claro que tenho. Digo a ele que a maioria das pessoas que é atraída para a prática de mindfulness tem certo menosprezo pela vida emocional. Tendem a vê-la, na melhor das hipóteses, como uma indulgência, e na pior, como um impedimento. O dalai-lama frequentemente fala sobre "emoções destrutivas", e existe um tropo no budismo que descreve a ganância, a raiva e a ilusão como "três venenos". A prática de mindfulness revelou-se muito útil para pessoas que tendem a representar seus sentimentos em vez de experienciá-los internamente, encorajando-as a refletir e não a reagir, mas terapeutas como Marsha Linehan, fundadora da terapia comportamental dialética, descobriu que essas mesmas pessoas que parecem tão "emotivas", na verdade, sabem muito pouco o que estão sentindo. Linehan, uma behaviorista, teve o insight de que tais pessoas são, na verdade, fóbicas em relação às próprias emoções; quando têm indício de um sentimento perturbador, entram numa espécie de pânico e, fugindo da experiência, expressam-no, ou representam-no, em vez de vivenciá-lo.

Digo a David que para os terapeutas a emoção é a chave. "Siga o afeto" é o conselho mais útil que os terapeutas iniciantes podem receber. Busco um exemplo para David, sabendo que ele está em recuperação há muitos anos, pensando, no fundo da minha mente, no choramingo de Rebecca e na saudade do pai ausente que aquilo significava.

– Saudade – digo. – Aparece sempre na meditação. É como a saudade que uma criança pequena sente de conforto, de proximidade, do seio da mãe. Anseio. A maioria das pessoas consegue se relacionar com o anseio. Existe um anseio na meditação por alívio, por transcendência, por uma fusão com algo maior que si mesmo, ou mesmo por desaparecer. Temos que abrir espaço para esse anseio na meditação e explorá-lo sem ceder a ele ou procurar uma solução rápida. Transformá-lo em um objeto de contemplação em vez de permitir que, inconscientemente, controle as coisas.

David escuta com atenção. Percebo que se conecta com o que estou dizendo. Ele tem sua própria versão desse anseio, decorrente, como de costume, de sua infância solitária com uma mãe depressiva e alcoólica.

– Uma das minhas lembranças mais antigas é a de entrar na sala de visitas escurecida e ver o brilho do cigarro da minha mãe, ela deitada em sua poltrona reclinável. Ela fumegava. – Ele ri com seu trocadilho. A mãe estava irritada e deprimida, bebia e fumava. Fumegava, como ele disse. – "Você está diferente do normal", eu disse a ela. – (Talvez ela tivesse se saído melhor antes, escondendo sua depressão, do que neste encontro memorável.) – "Não, não estou", ela respondeu. Foi então que aprendi a duvidar de mim mesmo. Tinha que acreditar nela, e não em mim.

Minha teoria é de que a maioria das pessoas fica bloqueada com a sensação de ser pequena, insuficiente ou indigna por causa de antigas experiências de dependência. A experiência de David é uma versão intensa, composta de insegurança e confusão, estimuladas pela reação defensiva da mãe.

Explico minha teoria a ele. As pessoas identificam estar com necessidade em vez de estar amando. O amor estava presente em David, desde o começo, mas o fato de ter sido bloqueado pela mãe deixou-o desequilibrado, levou-o a se sentir mais ele mesmo quando estava sedento, necessitado e duvidando de si. Mas ao tornar o anseio um objeto de mindfulness, como estamos começando a fazer em nossa conversa, o amor que existe por trás disso começa a aflorar. Volto a pensar no som de uma mão de Hakuin. O cuco voando ao fundo, enquanto o macaco cobre os ouvidos é simbólico daquele amor original.

– A chave é permanecer com o sentimento – declaro. – A maioria das pessoas vai direto para o que há de errado com elas, em vez de ficar com o sentimento.

Os olhos de David enchem-se de lágrimas. Percebo que está acompanhando a minha lógica.

– Gostaria de acreditar nisso – diz baixinho.

As lágrimas de David são importantes. Suas emoções estão começando a fluir. Conto a ele sobre Mara, a figura essencial na história do despertar do Buda, que tenta e o estorva enquanto ele se aproxima da iluminação. Com frequência, considera-se Mara o diabo, mas, na verdade, ele é um semideus, e como tal é um bom substituto para o superego. Está sempre cochichando no ouvido do Buda que ele é idiota de seguir na vida espiritual, que deveria fazer o que foi criado para fazer, tornar-se um rei ou um governante, e assumir seu lugar na sociedade. O apelido de Mara é o "demônio da aridez". Ele é a força – no terreno agrícola do tempo do Buda – que impede o fluxo necessário para a colheita. Como superego, Mara também impede o fluxo de emoções. Esta sessão está, inesperadamente, relaxando o domínio de Mara. Pelo que poderia ser a primeira vez em muito tempo, David está permitindo que o amor por sua mãe aflore, a própria inclinação natural que o impeliu para ela quando criança.

David pega seu casaco, o cachecol e a maleta e abre a porta, saindo com um enternecido olhar para trás.

* * *

Fiquei satisfeito com esta sessão porque consegui fazer David sentir além de toda sua insegurança acumulada e dentro do seu coração. Por um instante, quando suas lágrimas começaram a cair, soube que ele estava se conectando com uma parte sua negligenciada, mas muito importante. Tínhamos chegado àquele lugar através de uma conversa sobre mindfulness, mas fomos além do nível intelectual. A lembrança de David havia nos levado mais a fundo em sua história pessoal e direto para as defesas que ele construíra ao redor da inacessibilidade da sua mãe. Ao se permitir seguir seu afeto, em vez de permanecer em sua história, David conseguiu descobrir algo verdadeiro: o amor do qual sempre duvidara estava vivo dentro dele.

Inúmeras dessas sessões recentes envolvem confrontar conscientemente um superego cruel e opressivo, cujo objetivo é limitar o fluxo da energia vital emocional. Mara! Como um aspecto cindido do ego, dedicado a manter ordem e obediência, o superego é facilmente investido com o manto da verdade, mesmo quando não faz ideia do que está falando. A substituição da própria intuição de David pelas palavras da mãe é um exemplo concreto de como isso acontece. O superego funciona com um vocabulário rígido de "certo ou errado". Na situação de David, a mensagem era clara. Sua mãe estava certa e ele, errado.

Um padrão semelhante ocorreu com Rebecca (minha paciente com o ombro travado), quando seus pais se separaram. O banimento do pai por sua mãe estimulou Rebecca a também bani-lo. Seu superego alinhou-se com o da mãe, e qualquer sentimento residual que ela tivesse pelo pai era, portanto, "errado". A lealdade à mãe era mais importante do que seus sentimentos em relação ao pai, e o resultado foi a paralisia. Jean, a ortopedista penalizada pelos federais, também estava vulnerável nesse sentido. Estava pronta para substituir sua própria versão da verdade pela visão das autoridades, sacrificando sua autoestima no altar da má conduta profissional. Mesmo que tivesse agido a partir de uma preocupação legítima com o sofrimento de seu paciente, ela ainda se sentia "errada".

Um superego demasiadamente primitivo é um dos principais obstáculos para a compreensão espiritual. Sua voz punitiva infiltra-se em nossos pensamentos e coloniza nossa identidade. Uma das grandes dádivas da prática de mindfulness é nos ajudar a notar como essa voz opressiva esgueira-se para dentro de todas as conversas.

Mesmo o Buda foi vulnerável a ela. Até a lembrança de infância de sua alegria sob o jambeiro, ele era movido por uma autodepreciação tão dura quanto a de qualquer um dos meus pacientes. Vale a pena prestar atenção no pensamento revelador que se seguiu a essa sua lembrança – o de que ele tinha medo da felicidade ali contida. Quando somos dirigidos pelo superego, a alegria natural subjacente a nosso próprio ser parece assustadora. Caso a aceitássemos, ela abalaria toda nossa concepção sobre nós mesmos.

Foi Freud quem desenvolveu a noção completa de id, ego e superego. Segundo Adam Phillips, uma das principais inspirações para sua teoria veio de seu fascínio adolescente pelo famoso romance *Dom Quixote*, de Cervantes.[38] Freud e seu melhor amigo na época, Eduard Silberstein, aprenderam sozinhos espanhol para ler o livro pelo qual ficaram obcecados em sua língua original. Phillips comprovou essa obsessão em uma famosa passagem do *Novas conferências introdutórias* (1933), em que Freud descreve a relação entre o ego e o id – "entre a percepção consciente da pessoa sobre si mesma e seus desejos mais inconscientes" – como um homem cavalgando um cavalo um tanto incontrolável.

A passagem em questão é a seguinte:

> *O cavalo fornece a energia locomotiva, enquanto o cavaleiro tem o privilégio de decidir a meta e de guiar o movimento do poderoso animal. Mas, muitas vezes, entre o ego e o id surge a solução não exatamente ideal de o cavaleiro ser forçado a guiar o cavalo pelo caminho que o próprio animal quer seguir.*

A ideia de Freud é que o ego, apesar de suas melhores tentativas, nem sempre está no comando da maneira que pensa estar. Desejos inconscientes com frequência nos levam aonde *eles* querem ir, mesmo enquanto nos convencemos de que somos nós que de fato estamos tomando a decisão. As coisas seriam difíceis o bastante se houvesse apenas o ego e o id com que nos preocuparmos, mas Freud inseriu outro personagem na confusão. O superego, como vimos em algumas dessas sessões, constantemente superimpõe seu próprio comentário brutal no que quer que observe.

Phillips localiza a origem do superego de Freud em Sancho Pança, escudeiro de Dom Quixote. "Com o que o superego freudiano se parece, se você tirar sua crueldade endêmica, seu sadismo incansável?", Phillips pergunta.[39] Ele lembra a teoria de um famoso crítico literário. Com "pança" quer dizer "barriga", Sancho Pança, "preguiçoso, guloso, impertinente, falador, covarde, ignorante e, acima de tudo, cretino", é como um bufão espanhol pançudo do século XVI. Seria essa a verdadeira natureza do superego? O grande Oz revelado por detrás de uma cortina como um sujeitinho covarde e barrigudo?

Ao ler o texto de Phillips, comecei a imaginar meus pacientes substituindo seus superegos ultratrabalhados por alguém como Sancho Pança. Percebi que muitos dos meus esforços para enfiar um pouco de humor em sua autodepreciação estavam de acordo com essa visão. Consolou-me imaginar que Freud poderia ter aprovado, que um século antes sua estratégia em relação a seus pacientes era semelhante, e que ele também ficava chocado com o fato de as pessoas comuns não deixarem de pensar o pior sobre si mesmas, privilegiando a voz de algo que não passa de um bufão espanhol.

Mas é claro que o superego tem seu lugar, mesmo para aqueles comprometidos com meditação. Sem ele, não há estímulo, estocada, chicote, nem corda, nenhuma motivação para domesticar a mente rebelde. Isso fica evidente na próxima sessão, em que minha paciente, apesar dos meus protestos, exigiu que eu deixasse seu superego em paz.

Margaret

3/6/2019, 18h

Margaret tem uma pergunta sobre mindfulness. Na maioria das vezes, ela diz, nada acontece quando ela medita. Sei o que ela quer dizer, embora, obviamente, não exista esse *nada*. Sempre está acontecendo alguma coisa, mas, para Margaret, o que quer que esteja acontecendo não é tão edificante. No entanto, concordo com ela.

– Na maior parte do tempo, nada acontece – digo. – É como no zen, em que eles passam o dia todo sentados, encarando a parede.

– Bom, então qual é o sentido? – ela pergunta.

– Não tem sentido. Por isso que é diferente. Você simplesmente fica ali sentada. De vez em quando, algo irrompe e você atinge algo que, caso contrário, seria inacessível, mas não tem como fazer acontecer.

Margaret sabe disso, mas, quando não acontece de forma regular, ela se convence de que está fazendo errado.

– Você não precisa fazer isso, você sabe – lembro-lhe, mas ela me repreende.

– Sou a rainha da procrastinação. Não vou fazer isso se não tiver sentido.

– Não se trata de ter uma espécie de iluminação – explico. – Trata-se de aprender a se relacionar com o que estiver acontecendo de uma maneira diferente, não se identificando tanto com os pensamentos, nem com os pensamentos de que nada esteja acontecendo. Às vezes você recebe uma graça, mas não pode ser prevista; é por isso que são graças. Podem vir, podem não vir, não depende de você.

– E nesses retiros aonde você vai? – ela quer saber.

Todo ano, tento passar uma semana no Forest Refuge, onde faço minhas práticas sozinho, mais ou menos continuamente, durante os dias em que estou lá.

– Mesmo lá – conto a ela –, leva pelo menos três dias para a minha mente se acalmar. Minha brincadeira comigo mesmo é de que mesmo no retiro não há tempo para meditar. Depois de fazer as refeições, se lavar, sair para uma caminhada, tirar uma soneca, alongar-se e daí por diante, mal sobra tempo no dia para meditar.

Estou sendo dissimulado, é claro, mas meu propósito é sério. A vantagem do retiro é que, mesmo em todas aquelas horas em que oficialmente "não se medita", a pessoa pode estar de fato plenamente consciente. A divisão entre meditação e vida real é artificial. Fazer cada coisa com atenção plena transforma tudo em meditação.

– Leva certo tempo, mas a luz acaba vindo – conto a ela. – Mas também é importante não ficar ligada nisso. É possível ficar dependente de qualquer coisa.

Margaret diz que sua experiência está longe de ser extasiante.

– Sento-me, meu celular está ali, na minha frente, e pego ele quando fica frustrante. Depois me odeio.

– A autodepreciação é separada da frustração – digo. É natural ficar frustrada na meditação; o interessante é como cada pessoa lida com esse sentimento. A maneira de Margaret é se odiar.

Se tiver sucesso com Margaret, farei com que ela observe conscientemente seu ódio por si mesma, em vez de continuar se vitimando. Está arraigado nela com muita profundidade. Por reflexo, ela se move nessa direção quando surge a oportunidade, mas tem a chance de se afastar de uma identificação total com o self que está produzindo o ódio. Estou tentando levá-la a ver que, mesmo quando nada acontece em sua meditação, algo importante está acontecendo. Mas ela resiste.

– Se não há uma razão, como redução do estresse ou abaixar a pressão sanguínea, não vou fazer – ela diz.

– Então, não faça se não quiser. A não ser que você seja o tipo de pessoa que precise que lhe digam o que fazer.

– Não, não diga isso para mim! – ela exclama. – Eu sou esse tipo de pessoa.

– OK – entrego os pontos. – Então medite todos os dias! – ordeno, com a exata severidade do superego de antigamente.

* * *

A sessão de Margaret lembra-me uma história que escutei de Joseph Goldstein em várias ocasiões, sobre o que eu designaria como seu próprio superego. Joseph é um professor budista de mindfulness e meditação de insight de 75 anos, que fez uma quantidade enorme de meditações solitárias ao longo dos anos. Conheci-o mais de 45 anos atrás, e desde então o considero meu amigo e professor. A clareza e a força dos seus ensinamentos vêm diretamente da sua inteligência acirrada e do seu amor por essa prática.

Certa vez, em retiro, quando meditava ao caminhar em frente ao prédio principal da Insight Meditation Society, ele olhou para uma janela andares acima e viu seu professor ali parado, observando-o. Aquele professor era alguém que Joseph admirava havia muito tempo, um birmanês, mestre visitante de meditação, severo e rígido, especializado em mindfulness. Ao ver seu professor, Joseph endireitou a postura e começou a andar muito mais devagar, tentando parecer tão concentrado quanto possível, sabendo que estava sendo observado. A visão do professor acionou o superego de Joseph, ativando o chicote, a corda, a espora e a estocada, e Joseph, muito conscientemente, andou de um canto a outro pela próxima meia hora, ou coisa assim, fazendo o possível para estar, e parecer, concentrado. Por fim, ousou levantar os olhos novamente para a janela acima. Seu professor continuava ali. Não havia se movido um centímetro. Joseph firmou a vista e percebeu que a forma na janela não era de maneira alguma seu professor; era um abajur. Joseph riu consigo mesmo e relaxou. Sua conclusão: "Nós criamos todo tipo de sofrimento para nós mesmos!".

Eu poria um brilho ligeiramente diferente na história. Ver seu superego, não como uma figura de autoridade birmanesa rígida e severa, mas como um inócuo abajur, era como vê-lo, segundo Adam Phillips e Dom Quixote, como um bufão espanhol. Covarde, ignorante e imbecil! Algo que leva você a rir e não algo para servir de modelo. Ver o humor da coisa relaxou algo em Joseph, e relaxou algo em sua abordagem de mindfulness. Foi como se tirasse a cúpula de sua própria luz e a deixasse brilhar com um pouco mais de intensidade.

CINCO
VERÃO

O cerne da mensagem do Buda é que não existe self. O que ele
quis dizer com isso está aberto a interpretações, e ao longo dos
séculos as discussões a respeito não chegaram a uma conclusão, mas
por mais que tentemos entendê-lo, não há dúvida de que estivesse
chegando a algo profundo, difícil de entender e central para seu ensinamento. Em vez de se aprofundar demais nos infindáveis debates
acadêmicos sobre essa doutrina fundamental, onde a linguagem da
filosofia ameaça confundir a sensação de verdade dessa ousada afirmação, fiquemos próximos do que foi propriamente dito. Não existe
self. Que estranho. Não sei se a sua reação é a mesma que a minha,
mas na verdade acho isso um alívio.

Lá no fundo, nunca tive certeza de ter um self, ou um self
suficiente, ou o tipo certo de self, ou que meu self fosse OK, ou
que ele ao menos estivesse ali. Que self? Olhava para os meus pais
e cada um tinha um self, olhava para meus amigos e irmãos, e eles
tinham um self, olhava para os outros meninos da minha classe, e
eles pareciam ter um self, e as meninas, sem dúvida, com certeza
também o tinham. Mas meu próprio self era difícil de definir. Houve
turbilhões de pensamentos e sentimentos, é claro, e com certeza
uma sensação recorrente de inadequação associada a um desejo de
agradar; felicidade quando era elogiado, ou orgulho quando me saía
bem em alguma coisa, mas desde muito cedo tinha uma espécie
de dúvida persistente quando me comparava com os que estavam
à minha volta. Não tanto insegurança, mas dúvidas sobre minha

própria completude. Como eu parecia por dentro não batia com a maneira como as outras pessoas pareciam por fora. Era quem eu deveria ser, ou de certa maneira faltava alguma coisa? Não havia muito que pudesse fazer com essa pergunta; basicamente tinha que abafá-la e me limitar a fingir.

Agora que sou psiquiatra e há quarenta anos venho atendendo pessoas, sei que esses tipos de sensações estão longe de ser originais. De um jeito ou de outro, podem até ser a norma. Os psicoterapeutas propuseram diferentes explicações para sua onipresença e deram diferentes nomes às sensações, mas, por debaixo de todas as várias teorias, a insegurança parece semelhante. Freud, que descobriu que as sensações sexuais estão presentes na infância e com frequência são dirigidas a um dos genitores, viu isso principalmente em termos de libido. Como explicou em sua teoria do complexo de Édipo, as crianças pequenas têm consciência de sua inferioridade genital em relação aos pais adultos. Assim como, segundo ele, a consciência é percebida numa criança de 4 a 6 anos, o mesmo acontece com um sentimento de inadequação.

A geração seguinte de psicanalistas não se satisfez em olhar apenas por uma lente libidinal. Eles focaram na mesma sensação de insuficiência, mas vincularam-na a dificuldades de desenvolvimento ainda mais precoces. Alguns acharam que uma autocrítica severa, uma autodepreciação e uma baixa autoestima eram resultados de uma agressão voltada contra a própria pessoa. Essa teoria focava na raiva descontrolada de uma criança de colo, cujos cuidadores eram, de certo modo, insuficientes. Uma raiva homicida contra as pessoas extremamente necessárias para a própria sobrevivência cria um problema. Caso ela se concretizasse, mesmo em fantasia, o resultado seria devastador. Quem restaria para cuidar de nós? Assim, a solução é cindir a raiva e voltá-la contra si mesmo. *Deve haver algo de errado comigo*, é o que se pensa, ou eu não seria tratado com tanta dureza. A raiva contra si é uma tentativa de resolver um problema de frustração. Ela protege entes amados, que não apenas são amados, mas também odiados.

Terapeutas que trabalham dentro desse paradigma buscam a relação de transferência para ajudar a pessoa a se curar. Encorajar um paciente a expressar sentimentos de raiva em relação ao terapeuta é, com frequência, uma maneira útil de liberar um pouco da energia represada que até então só conseguiu ser expressa contra o eu. Por essa perspectiva, é uma conquista ser ambivalente, odiar aqueles que também são amados, sem voltar o ódio contra si.

Outros terapeutas não ficaram satisfeitos em ver o desejo ou a destruição como fundamentais. Em vez disso, focaram nos sentimentos subjacentes de vazio. Viram esses sentimentos como resquícios internalizados de deficiências numa atenção adequada, sinais de uma ausência no começo da vida, onde deveria ter havido uma presença. Um genitor "bom o suficiente" consegue "conduzir" uma criança energicamente, ajudando-a a se sentir bem consigo mesma e com seus sentimentos, e a confiar num relacionamento acolhedor que está ali para apoiá-la. Esse é o cerne do que passou a ser conhecido na área como "teoria do vínculo". Quando os pais são intrusivos demais, omissos demais ou caóticos demais, diz a teoria, a criança é forçada a compensar com o melhor de sua capacidade. Com frequência, isso significa a criação de um self "falso" ou "provisório", criado precocemente pela mente imatura para lidar com uma situação que, caso contrário, seria impossível. Sob esse objeto mente, construído superficialmente e com frequência mantido por rituais obsessivos e muito rígidos, acha-se um vazio que reflete um cuidado que não foi concedido, um vazio que substitui uma confiança que, de fato, nunca foi estabelecida.

Todas essas teorias, tão lúcidas e persuasivas, tratam como patológicos sentimentos subjacentes de dúvida em relação ao self e procuram explicá-los buscando, de modo não tão oblíquo, alguém ou algo para ser culpado. Como se pode ver pelos vários exemplos citados neste livro, achei cada um desses modelos útil em casos individuais, mas não acho necessário transformar em patologia todo o fenômeno de dúvidas em relação ao self. Quem é que sai intacto da infância? Quando presumimos que exista um self nuclear, somos forçados a considerar intimações do "não self", como sinais de doença emocional ou lapsos de desenvolvimento. Foi criada uma indústria de culpabilização da mãe por tais sentimentos, como se a própria existência deles fosse uma comprovação da deficiência de um genitor. Os ensinamentos do Buda vão contra essa tendência de descoberta da culpa. Ele normalizou sentimentos de inadequação e devolveu a responsabilidade de resolvê-los para o indivíduo. Ensinou mindfulness como um método de exploração do self e descobriu que a atenção imparcial à experiência momento a momento produz insights surpreendentes, mas previsíveis, no contingente e na natureza relacional do self. Esses insights, que se precipitam espontaneamente a partir da atenção concentrada e da reflexão cuidadosa, deixam claro que nossos esforços costumeiros em nos defender contra a falta de fundamento intrínseca pioram ainda mais as coisas. Como Samuel Beckett colocou certa vez, o ego, ministro da apatia, é também um agente da segurança.[40]

Se considerarmos que o Buda sabia do que estava falando, seus insights complicam grande parte da lógica convencional em que se baseiam nossos atuais modelos de saúde psicológica. Se indícios de não self não são necessariamente sinais e sintomas de déficits no desenvolvimento, mas talvez janelas para uma verdade subjacente, como devemos prosseguir? Longe de rejeitar as várias teorias psi-canalíticas esboçadas acima, descobri que existem muitos motivos para recomendá-las. Elas mapeiam os riscos e as dificuldades do que poderia ser chamado nascimento psicológico de cada indivíduo, e descrevem os compromissos psíquicos e ajustes criativos que nossa necessidade de individualizar acarreta. Ao detalhar o que pode dar errado, descrevem um fim de um espectro do qual todos fazemos parte, quer soframos ou não falhas precoces de relacionamento.

Mas a visão do Buda é de que "bom o suficiente" nunca pode ser bom o suficiente, que sempre há um sentimento remanescente de algo faltante, algo errado, algo difícil de encarar, ou fora do alcance, e que isso pode ser benéfico, porque induz a uma busca pelo real. Mesmo com uma criação boa o suficiente, e a consolidação do que poderia ser chamado de um self bom o suficiente, segundo a lógica do Buda, ainda haverá inquietação, confusão e insegurança, por estarmos lutando instintivamente para ser algo (independente, sólido, coerente e autossuficiente) que nunca poderemos ser. Até no desenvolvimento saudável da personalidade, deixamos a infância na defensiva da verdade subjacente do quanto somos de fato contingentes, temporários e dependentes. A persistência de tais sentimentos, longe de ser um sintoma de falhas parentais (mesmo que tenha havido tais falhas), é, na verdade, a semente da sabedoria. Lutar contra eles apenas enrijece nossas defesas e nos isola ainda mais. Reconhecer o vazio que nos amedronta, seja qual for a sua origem, é a chave para uma compreensão mais profunda e mais verdadeira. O vazio que tememos não é realmente vazio. Quando ele é transformado com sucesso em um objeto de percepção, revela-se vasto, luminoso e reconfortantemente vivo, embora misterioso.

Em muitas das sessões a seguir, você verá que continuo a lutar com as inadequações dos meus pacientes, por vários ângulos diferentes. Em certos momentos, pareço um terapeuta psicodinâmico tradicional, desvendando as origens infantis da negatividade persistente de um paciente. Em outros, continuo a oferecer uma instrução explícita de meditação, esperando conduzir a pessoa para longe de seu objeto mente, com seus ciclos recorrentes de vergonha e culpa. Ainda em outros, busco alguma outra coisa, algo que meus anos de prática meditativa infiltraram lentamente na minha consciência, a consciência de que existe uma vitalidade acessível, presente desde o nascimento, subjacente a nossas personalidades acumuladas. Nessas sessões mais incomuns, uso o que posso para romper as defesas de um paciente ou para jogar uma luz em sua inteligência natural inexplorada.

Não existe uma terapia comum a todos. E, no entanto, apesar da variação infinita existente nos cenários individuais, permeando cada conversa está minha convicção de que o som de uma mão está disponível para todos, mesmo quando não estão ouvindo.

INSIGHT

Um monge perguntou: "O que é Buda?".
O mestre disse: "Quem é você?".

CHAO-CHOU, "Recorded Sayings", #429[41]

Tom e Willa

10/7/2019, 10h30 e 16h

Hoje, tenho conversas intensas com dois pacientes de longa data, que me narram incidentes de abuso sexual ocorridos quando tinham 13 anos, acontecimentos fundamentais na vida deles que até agora não haviam sido discutidos.

Meu paciente da manhã é um homem de 40 anos, com filhas gêmeas de 13 anos. Tom cresceu no exterior, sendo o quarto filho de uma grande família estendida. Ele veio a este país depois da universidade, para trabalhar na indústria de tecnologia. Enquanto estava de férias, teve um sonho que, na verdade, foi um sonho dentro de um sonho.

Em certa ocasião no meu passado, disseram-me que sonhos dentro de sonhos são especialmente dignos de nota, que em geral trazem a verdade de forma mais direta. Não sei se é mesmo verdade, mas isso está na minha mente enquanto escuto a história de Tom.

Ele começa a sessão contando que aquele era um sonho que não conseguiria contar para a esposa, que era vergonhoso demais para ser revelado. No sonho dentro do sonho, ele estava se masturbando. Ao acordar daquele sonho, ainda adormecido, viu-se em outro sonho molestando a filha. Acordou deste sonho de um pulo, com o coração disparado. O fato de me contar o sonho leva-o, num curto espaço de tempo, a me contar sobre o tio que, com frequência, dividia um quarto com ele nas viagens da família, quando criança. Esse tio, às vezes, hospedava-o junto com o primo para passar a noite.

Em certa ocasião, Tom e o primo estavam dormindo no chão, um de cada lado do tio. "Nós todos poderíamos nos masturbar juntos", o tio sugeriu do nada. "Quero dizer, todo mundo faz isso, não tem nada de mais." Tom e o primo recusaram-se com educação. O homem continuou: "Vocês sabem alguma coisa sobre boquete? Não que eu seja gay, ou coisa assim, mas posso mostrar a vocês como é, assim vocês teriam um pouco de experiência". Mais uma vez, constrangidos, eles disseram não. Outra vez, quando estavam acampando ao ar livre, Tom deu com o tio se masturbando. "Venha ver", ele disse. "Todo mundo faz isso. Não seja puritano." Tom não comentou esses encontros com ninguém. Até onde sei, eles não prosseguiram, mas deixaram-no perturbado e confuso de uma maneira que ele nunca comentou.

Pensando na minha paciente Willa, contei a ele sobre mulheres que sofreram abuso quando meninas, que essas experiências privaram-nas do desenvolvimento natural de sua sexualidade, da sensação de descoberta, excitação e atuação que idealmente acompanha o desabrochar da vida erótica de alguém. Experiências sexuais traumáticas e precoces contaminam a coisa toda. São confusas porque podem ser excitantes mesmo quando perturbadoras, e com frequência levam, como no caso de Tom, a um silêncio prolongado cheio de vergonha sobre os fatos concretos. Tom é um homem brilhante e atraente, que teve relacionamentos significativos antes de se casar. Durante a sessão, preocupa-se que, de certo modo, um tanto de sua relutância em se comprometer plenamente possa ter raízes nessa época.

Especulo em voz alta se, quando ele ganha intimidade com alguém, sua necessidade de manter em sigilo essas antigas experiências constrangedoras poderia levá-lo a se afastar. Existe uma necessidade de ser vulnerável quando a pessoa se torna íntima, de revelar alguns segredos a um parceiro confiável, para ficar próximo e se sentir verdadeiro. Sugiro que talvez tenha sido difícil para ele se abrir, acomodado nessas lembranças que provocam vergonha. Lembro-o de que ele começou a sessão dizendo que jamais poderia contar aqueles sonhos para a esposa. Ele concorda com a cabeça e menciona que, agora, as filhas têm a mesma idade que ele tinha na época dos avanços do tio.

Mais tarde naquele dia, Willa me conta que, aos 13 anos, ela foi para Buenos Aires com a família por seis meses, e ali a colocaram em uma escola católica. Ela ficou menstruada no dia em que chegaram e se lembra de entrar no quarto dos pais com sangue escorrendo pelas pernas. Na escola católica, elas tinham que se sentar retas em carteiras de madeira, cruzar as mãos de determinada maneira, e usar luvas brancas na missa. Mas no dia em que John F. Kennedy foi morto, ela esqueceu as luvas e não pôde entrar na cerimônia religiosa especial para ele. Embora a escola fosse rígida, sua ida e volta para a escola eram o contrário. "Foi ali que começou o problema com homens", ela me conta. Eles ficavam assediando-a no ônibus e na rua, tocando nela, apalpando-a, sentindo seu corpo, fazendo comentários chulos. "Os homens argentinos são diferentes", sua mãe lhe disse, quando tentou lhe descrever o que acontecia. No ano seguinte, o pai de Willa começou a acariciá-la em segredo na cama, à noite. Ela já havia me contado sobre isso, mas até hoje nunca falara sobre o tempo que passou na Argentina.

* * *

Naquela noite, jantei com meu antigo terapeuta e atual amigo, Michael Vincent Miller. Contei-lhe sobre as duas sessões, sobre levar muitos anos para que certas coisas venham à tona. Tenho um respeito enorme pela sagacidade terapêutica de Michael. Ele me ajudou demais quando foi meu terapeuta e me orientou durante anos, enquanto se tornava um verdadeiro amigo, e tenho encaminhado muitos pacientes para ele. Nos últimos quinze anos, ele começou a meditar, e agora compartilhamos um interesse em como estas duas áreas do conhecimento, budismo e psicoterapia, podem se encaixar perfeitamente. "Sabe o que torna o budismo e a terapia parecidos?", ele me perguntou. Esperei que ele me dissesse. "Ambos visam à restauração da inocência depois da experiência."

Jamais poderia ter formulado aquilo daquele jeito, mas me impressionou como sendo, sem sombra de dúvida, verdadeiro. Totalmente contraintuitivo, mas com certeza verdadeiro. Somos educados a pensar que a experiência é que importa, que precisamos aprender com a experiência, que a experiência é que nos amadurece, mas não quero que meus pacientes fiquem oprimidos por sua experiência. Será possível eles serem abertos em relação ao que lhes aconteceu, sem sentirem que, de certo modo, têm culpa? Poderão admitir sua atratividade, sua beleza e seu potencial erótico sem ser perpetuamente maculados por encontros prematuros abusivos? De uma maneira ou de outra todos nós somos violados por experiências, e poderíamos facilmente passar a vida tentando aceitar isso. Mas existe algo mais importante para fazermos, e Michael pôs o dedo na ferida. A restauração da inocência depois da experiência.

Algum tempo depois do nosso jantar, percebi que ele havia apontado para a Lua.

Jean

12/7/2019, 9h

Jean volta para outra sessão. É um dia quente de verão.

– Sabe o que você disse que realmente me ajudou? – ela pergunta no meio da consulta. – Quando você falou sobre Jesus. Pensei mesmo sobre isso. O que significa sacrificar, ser um sacrifício. Não fazer com que tudo tenha a ver comigo.

O humor dela está claramente mais leve.

* * *

Ao ler isso um ano depois, Jean me mandou um e-mail que, em parte, diz o seguinte:

> O que me lembro da sessão em que conversamos sobre Jesus, e que ficou gravado em mim, foi quando você disse: "Você É Jesus". Isso realmente eliminou a minha identificação com vergonha e humilhação. Como você ressalta, na verdade não compreendi, mas confiei em você e deixei que assentasse. Eliminou, desorientou-me para a essência e me libertou.

Quase nem acredito que fui *tão* ousado, mas provavelmente ela está certa. É possível que sua memória seja melhor do que a minha.

Beth

16/7/2019, 13h30

Beth reconhece que está insistindo em sua recusa de comida. Ela nunca toma o café da manhã e raramente almoça, a não ser que esteja na companhia de alguém. É vegana e alérgica a laticínios e trigo; cozinha outros alimentos para a família, mas sua dieta é principalmente de vegetais. Ela acabou de se aplicar uma injeção de B12, conseguida com seu médico, e o nível de seu ácido fólico está baixo, então está fazendo reposições. Fora isso, sua saúde está boa, mas ela sabe que está entrando num território perigoso. Beth gosta da sensação de vazio que vem quando ela não come por um tempo; sabe que essa sensação cria dependência, lhe dá uma espécie de poder. Na verdade, é uma mulher forte e capaz, a maior parte do tempo ocupada com trabalho e família.

Esse é um território conhecido em nossas conversas. Conheço seus padrões. Ela acha que eu deveria incentivá-la a ampliar suas escolhas de comida no jantar, talvez acrescentar um pouco de quinoa ou lentilha aos legumes. Em vez disso, foco no almoço. Sei que muitas pessoas têm uma fórmula para quando, como e o que elas comem. Eu como variações do mesmo café da manhã todos os dias, por exemplo: iogurte com fruta e uvas-passas, algumas nozes ou um pouco de granola. Beth tem sua rotina de jantar sob controle. Está centrada em beterrabas grelhadas e pode incluir outros vegetais, de acordo com a estação. Digo-lhe que muitas pessoas vivem desse jeito: na África, as pessoas centram sua dieta na mandioca; no Egito, no pão pita etc. Ela admite que por muitos anos se impôs um almoço de iogurte e uma maçã e que, quando seus filhos eram pequenos, toda noite ela comia um bagel com queijo cottage no jantar. Isso funcionou para mantê-la saudável, mas agora aquelas comidas, com exceção da maçã, lhe parecem repugnantes.

O que ela poderia comer no almoço? "Uma salada?", ela arrisca, mas sei que vai se irritar comigo nesse assunto. Em geral, Beth está disposta a aceitar meu conselho, mas o assunto comida é especialmente carregado. Menciono isso para ela. Lembro-me de termos tido essa conversa antes. A terapia anda em círculos, e cá estamos novamente. Exponho meu ponto de vista. Digo que a única maneira de fazer uma mudança é impor um esquema para si mesma, como se ela fosse outra pessoa.

– Não tenho tempo para almoçar – ela conta. Passa o dia todo em reuniões.

– Você não vai ao banheiro? – pergunto.

– Raramente – ela responde, com um sorriso irônico.

– Quanto tempo levaria para você comer um lanchinho? – pergunto.

– Sopa – ela diz. – Gosto de sopa.

Digo que continuaremos a conversar a respeito. Ao sair, ela está cordial, juntando suas bolsas, meio que me agradecendo, acho, mas não tenho certeza de termos encerrado a questão.

* * *

Refletindo sobre esta sessão, lembro-me mais uma vez do conceito do objeto mente, tanto de Beth quanto do meu próprio. Ao focar demais nas especificidades dos problemas de comida de Beth, e tentar com muito empenho fazer uma mudança em seu comportamento, eu estava sendo levado de volta para seu mundo fechado, em vez de ajudá-la a escapar dele. Perdi a noção do ponto essencial de Michael Vincent Miller e não é de se surpreender que estivesse, portanto, sacrificando a inocência pela experiência.

Ao longo do nosso tratamento, acabei conhecendo Beth muito bem. Seus problemas com comida começaram no início da adolescência, quando ela se achou cada vez mais sozinha e incapaz de se relacionar com sua mãe da maneira honesta como gostaria. A única forma de receber aprovação materna era dar a impressão de ter tudo em conjunto: praticar esportes, ser magra e ter boa aparência. Não precisar da mãe foi o mais próximo que ela conseguiu para se relacionar com ela.

Isso foi uma preparação para o perfeccionismo que ainda a incomodava.

Em seu texto sobre objeto mente, Adam Phillips escreve sobre o ambiente que faltava na criação de Beth:

> Com cuidados maternos bons o suficiente, no sentido particular que Winnicott atribuiu a esses termos, a mente seria, por assim dizer, um participante comum na vida psíquica do indivíduo, e não uma preocupação excessiva; uma continuação da mãe que a pessoa tem como garantido, e não um substituto que alguém fica continuamente improvisando.[42]

Insistindo apenas na dieta de Beth, eu estava inconscientemente apoiando o substituto que ela improvisava, em vez de ajudá-la a encontrar outro caminho dentro de si mesma. No pensamento de Winnicott, a peça que faltava tinha a ver com a atenção da mãe, com ser segurada. Não necessariamente no sentido físico de segurar (embora teria sido agradável), mas o tipo de apoio que alguém sente quando seus sentimentos estão sendo levados a sério pelo outro.

> Nesse estado, as mães tornam-se capazes de se colocar no lugar do bebê, por assim dizer. Ou seja, desenvolvem uma capacidade incrível de identificação com a criança, e isso faz com que consigam atender às suas necessidades básicas de uma maneira que nenhuma máquina pode imitar e nenhum ensinamento pode alcançar. Posso tomar isso como certo quando afirmo que o protótipo de todo cuidado com o bebê é acolhimento? E estou me referindo à sustentação humana. Estou ciente de que estou estendendo o significado

da palavra "sustentação" a seus limites, mas sugiro que seja uma declaração econômica, e suficientemente verdadeira.[43]

Beth transformara a comida, ou a falta dela, em um substituto materno que pudesse controlar com a mente. Mas o acolhimento continuava faltando. Beth lidava com suas ansiedades exercendo controle sobre o que comia, mas, às vezes, isso a deixava tensa, vazia ou estufada. Com o tempo, percebi que ela precisava que eu servisse como o ambiente de acolhimento, e não que eu compactuasse com seus problemas relacionados à comida. Entendi aos poucos, e foi preciso uma boa quantidade de contenção da minha parte para fazer isso. Meu desejo de ajudar e resolver foi um obstáculo sempre presente ao ambiente de acolhimento de que Beth de fato precisava.

Foi uma lição que também aprendera com meditação, algo que precisei trazer com mais empenho para meu trabalho como terapeuta. Quando a prática de mindfulness é exercida com muita rigidez, pode reforçar o objeto mente em vez de ajudá-lo a ir embora. Contudo, quando é posta em prática com cuidado, serve como acolhida, permitindo que a vida interior da pessoa seja levada a sério, mas não demasiadamente a sério, bem parecido com o modo como uma mãe trata um bebê agitado. É esse tipo de apoio que permite que a pessoa perceba quando o crescimento exagerado da função mental tornou-se dominante, e é um dos mais importantes insights que o mindfulness pode proporcionar. Quando Ram Dass lembrou-me de que eu não era quem pensava que fosse, era isso que ele estava sugerindo. Os pensamentos acontecem independentemente de um pensador. Acabamos nos identificando com eles, mas a identificação é extra. Nossa inocência vem de um lugar que nada tem a ver com a maneira como pensamos sobre nós mesmos.

April
18/7/2019, 11h30

April é uma publicitária de sucesso, que sofre de terrível timidez e ansiedade. Ela vem para uma sessão depois de ter almoçado com o presidente de uma companhia que quer contratá-la. Está transtornada por ter se sentido tão nervosa durante a conversa e se critica pelas roupas inadequadas para o encontro. Ele estava perfeitamente trajado, com uma camiseta bem cortada e um paletó estilo europeu com acabamento escuro, que não tirou, apesar do calor do verão. Ela usava um macacão, o que fez sua assistente revirar os olhos quando ela saía porta afora.

– Eu simplesmente não acerto – ela reclama.

O almoço transcorreu bem, mas April estava o tempo todo consciente da sua ansiedade, e teme que não tenha feito sucesso com o presidente, que ele a tenha achado falsa, tensa, defensiva ou tímida.

– Para mim é muito difícil relaxar – ela diz. – Especialmente com homens, e se me sinto atraída por eles, é pior.

April tem um desejo de ser conhecida, contatada e vista, mas ao mesmo tempo tem medo e não consegue deixar de impor obstáculos, ao que parece contra sua vontade. Por exemplo, numa situação dessas, talvez ela literalmente derrubasse alguma coisa no chão. Quando está mergulhada em seu trabalho, porém, April é o oposto. Consegue ser engraçada, irreverente, espontânea, inovadora e livre. Conversamos sobre o paradoxo. Quando ela se solta, está sendo ela mesma.

– É muito budista – digo. – O self que você pensa que é na verdade não é você. O verdadeiro você aparece quando está sendo alguém que não é.

April tem sorte de ter tais experiências em seu trabalho. Muitas pessoas tímidas nunca encontram uma maneira de renunciar a seu falso self. Ela reflete sobre seus anos de adolescente.

– Minha voz era aguda no ensino médio por causa do nervosismo – ela me conta. – Lembro-me de uma das meninas dizer "Você é bonita, mas a sua voz é esquisita". Depois disso, parei de falar.

Ela estava falando sério. Ela realmente parou de falar na maior parte do último ano. Sabia desse aspecto da sua história, mas nunca tinha ouvido o que a levara a isso.

Mais tarde, na sessão, digo a April que sua ansiedade, embora severa, não está fora dos padrões.

– Muita gente fica ansiosa nesse tipo de situação – digo. – Você tem a tendência a achar que é só você.

– Não desse jeito, Mark! E você não é ansioso desse jeito – ela acrescenta.

Conto a April que, quando era criança, costumava gaguejar. Era pior quando tínhamos que nos apresentar na sala de aula. Eu ficava muito ansioso, ensaiando meu nome comigo mesmo, antecipando minha vez de falar, e depois tinha que lutar contra uma força invisível para conseguir pôr para fora as palavras bem ensaiadas. Quando eu tinha 9 anos, fui misericordiosamente ajudado por uma fonoaudióloga que meus pais descobriram, que me distraía com jogos de tabuleiro enquanto contava histórias de adultos que gaguejavam muito mais do que eu.

A Sra. Stanton, a fonoaudióloga, me ensinou a me distrair com movimentos secretos que ninguém poderia ver, ou com mínimos ajustes nas palavras que usava. Se levantasse o pé e batesse com força no chão pouco antes de ter que dizer alguma coisa, em geral conseguia falar com mais facilidade. Ou se dissesse "Meu *nome* é Mark", em vez de dizer apenas "Mark", de certo modo as palavras fluíam com mais leveza. Aprendi a antecipar a aproximação de uma palavra difícil e a me adaptar no último minuto. Quando estava no sétimo ano, conseguia esconder com sucesso a batalha interna que por muito tempo tinha me atormentado. Não acho que, muito tempo depois, alguém suspeitasse que eu continuava aflito, de um jeito silencioso. Embora minha gagueira fosse invisível externamente, ainda tinha consciência dela. O trauma de dizer meu nome na sala de aula nunca me abandonou por completo. April custa a acreditar quando conto que continuo muito consciente disso em situações sociais. Mas é verdade.

De certa maneira, é o que quero transmitir a April. Todos nós desejamos que fosse possível eliminar nossas partes disfuncionais. Ao lutar contra o que não gostamos, ficamos mais atrapalhados. A vergonha, o desconforto, o constrangimento e o sofrimento só reforçam o domínio que a coisa toda tem sobre nós, e no processo nos identificamos com um aspecto nosso que não precisa nos definir de modo tão absoluto. Ver essa superidentificação com clareza é o que considero um insight.

O sucesso de April no trabalho tem lhe proporcionado um modo de estar em contato com uma versão mais espontânea dela mesma, mas ela ainda está cindida de quem ela pensa que é. Quem ela verdadeiramente é abrange os dois aspectos, o tímido ansioso e o divertido solto. Quero que April desenvolva internamente um pouco mais de humor e compaixão. Insights em meditação têm me mostrado que é possível.

* * *

Esta é mais uma sessão sobre a qual o espectro de um superego punitivo está sobrevoando. É provável que a timidez de April seja inerente, uma função do seu temperamento, mas sua autocrítica foi aprendida. Como ela aprendeu isso e com quem, não sabemos. A terapia poderia passar um bom tempo tentando obter respostas a essas perguntas, e as respostas poderiam ser interessantes e até potencialmente úteis, mas acho que é muito mais importante April entender que ela pode aprender a recuar de uma identificação total com as vozes autocríticas em sua cabeça. Minha fonoaudióloga ensinou truques que me ajudaram a lidar com a gagueira, mas ela fez algo ainda mais útil. Ela me fez perceber que não era o único com esse problema, que outras pessoas também o tinham, e que não era um sinal de algo terrivelmente errado na minha personalidade. Podia ser uma aflição, mas não precisava lançar uma sombra sobre toda minha percepção de mim mesmo.

Queria algo parecido para April. Era hora de seu superego freudiano, "um censor, um juiz, um pai dominador e frustrante"[44], tirar a máscara e se revelar como o bufão que realmente é. A Sra. Stanton ensinou-me a não ficar atolado em meus pensamentos autocríticos, e sim focar no enfrentamento dos desafios diários de falar em público. De certa maneira, ao me distrair com jogos de tabuleiro e mostrar que eu não estava danificado, ela realizou uma versão do que Michael Vincent Miller havia sugerido ser a coisa mais importante: ela me devolveu, ao menos temporariamente, a um estado de inocência depois da experiência.

A meditação de insight, quando surgiu na minha vida, reforçou isso. Mostrou como transformar minha experiência em um objeto de conhecimento em vez de deixá-la me programar a partir dos recessos da minha mente. Tenho achado isso infinitamente edificante, e espero que April também ache.

Ricki

23/7/2019, 16h

– Acho que estou mesmo de luto – Ricki me diz, ao começar a chorar.

A sessão mal começou. O namorado de Ricki, com o qual ela conviveu por 15 anos, morreu depois de uma doença rápida e inesperada vários anos atrás, e desde então ela tem andado perturbada. Eles se diziam almas gêmeas, embora nenhum dos dois fosse particularmente propenso a uma atitude *new age*. Ao que se sabe, o relacionamento deles era sólido, amoroso e muito gratificante, tendo ocorrido na maturidade, depois de cada um ter tido filhos com parceiros anteriores. No entanto, não tenho tanta certeza de que Rick esteja de luto. Sua linguagem sugere o contrário.

Uma das coisas que meu próprio terapeuta me ensinou foi a prestar muita atenção às palavras que as pessoas usam para descrever sua experiência. "Como elas se comunicam?", ele sempre quer saber. Quando um paciente começa uma frase declarativa com "Acho", levanto as orelhas. Com frequência, essas frases são usadas por hábito, e se as interrompo e peço para repetirem ou pensarem sobre o que acabaram de dizer, elas não se lembram de ter usado a palavra. "Acho" é usado de improviso, mas indica um significado inconsciente que um terapeuta atento, em geral, percebe. O que Ricki quer dizer com "Acho"? Está imaginando? Ela sabe? Ou está acontecendo algo mais difícil de comentar, que poderia se encaixar de maneira mais aceitável sob a rubrica de luto, mas não ser luto de jeito nenhum?

Grande parte disso está passando pela minha cabeça, enquanto Ricki se acomoda na cadeira.

– Não quero viver mais. Sei que não deveria dizer isso, mas, se for ser assim para sempre, não quero – ela anuncia.

Fico alerta. Ricki não é uma paciente suicida. Nunca tive um pingo de preocupação com ela, mas aquilo parece sério. Faço algumas perguntas amenas e por enquanto deixo passar minha suspeita do seu luto. Uma porção de dificuldades jorra da boca de Ricki. Ela passou um mês junto ao mar, sozinha, algo que nunca havia feito antes, e foi solitário e difícil. A melhor coisa foi pegar mariscos descalça, na praia, e depois cozinhá-los e comer. Havia alguma alegria ali, mas era agridoce, já que não havia com quem desfrutar. Além disso, Ricki não tinha certeza de que teria dinheiro suficiente para se aposentar, tinha apenas um tanto economizado, mas seria o bastante? Ela e o namorado não tinham se casado, e ele deixara todo o dinheiro para os filhos crescidos. Que tipo de ajuda era aquela? As coisas estavam difíceis em seu negócio, ela estava trabalhando período integral, mas sem ganhar a quantia a que estava acostumada. E havia problemas com sua mãe idosa, bem como com o pai bipolar.

– Estou esperando um milagre! – ela exclama e começa a chorar.

– Um milagre – digo. – Tudo bem, acho que posso ajudar.

Uma paciente minha trouxe um pouco de prasada do ashram de seu guru na Índia, abençoada por uma pessoa santificada. Prasada é comida – neste caso, bocadinhos de doce bem açucarado – que foi consagrada, ou oferecida aos deuses, e depois entregue aos discípulos para comer. Minha paciente trouxe-me um pouco como um presente, e guardei na minha estante, num jarro de cerâmica feito por minha esposa muito tempo atrás, que também tem dentro uma quantidade de moedas. Em raras ocasiões, quando um paciente pede por um milagre, apanho o saquinho plástico e tiro dois pedaços sagrados. Às vezes as pessoas levam a oferenda a sério, às vezes encaram como brincadeira, mas quando a dou para elas – e não faço isso sempre – faço com a esperança de que possa realmente ajudar alguém a abrir seu coração.

Ricki olha para mim como se eu fosse louco.

– O que é isto? – ela pergunta, desconfiada, antes de colocar os pedaços na boca. Mas os aceita, e isso proporciona uma pausa. Ela abre um sorrisinho enquanto os chupa e os revira com a língua.

Aproveito a oportunidade para fazer perguntas a Ricki de um jeito que parece fora de contexto, mas preciso fazer alguma coisa para atravessar o muro que ela está erguendo. Existe uma enxurrada de emoções ali: tristeza, lágrimas, raiva, medo, ameaças de suicídio, sensações de desespero, mas não sinto que haja muita troca, nem muita empatia. No entanto, o fato de dar a prasada criou uma abertura.

– Você *está* de luto? – pergunto. – Não tenho tanta certeza. Meu instinto diz que não. Você está fazendo alguma coisa, mas o quê? Parece mais que está buscando segurança. Você está sozinha, não tem dinheiro suficiente, sua indústria está em dificuldades, e seu companheiro não te deixou nenhum dinheiro. Você deve estar zangada com ele por causa disso. Percebo um monte de sofrimento, mas não tanto o luto.

Ricki olha para mim com uma expressão intrigada, bem parecida com a que fez quando entreguei o remédio mágico.

– Mas existe certo luto na história dos mexilhões – acrescento. – Ninguém com quem compartilhar a emoção daquilo.

– O que você quer dizer? – pergunta Ricki. – Não era para eu estar sofrendo?

– Minha sensação é de que você sente o luto quando algo inesperado, agradável e novo acontece, e você pensa: "Ah, ele gostaria muito disso!". Em momentos assim, você se lembra dele em todos os sentidos da palavra, você o leva de volta para dentro de si, sente falta dele porque ele também teria adorado aquilo. Pode ser doloroso, mas é um tipo diferente de sofrimento. Com certeza não é alegre, mas tem alguma coisa doce, um carinho na lembrança que permite que o luto venha.

Não digo muito mais, mas tenho a sensação de que Ricki me escuta. Ela está encenando uma demonstração de luto, penso, mas não está se permitindo sentir saudades do companheiro e amá-lo, de todas as pequenas maneiras que possa. Sinto-me grato que Ricki pareça escutar o que estou dizendo sem se sentir ofendida. Ao se levantar para ir embora, ela faz contato visual comigo. Não há palavras de despedida, mas sinto uma ligação maior do que no começo da sessão.

* * *

Na noite seguinte, chega um e-mail de Ricki com o assunto: "Sua mágica pílula de placebo". Foi mandado às 22h45. O texto completo diz o seguinte:

Oi. Só queria que você soubesse que cerca de dez minutos atrás, sem motivo aparente, minha cabeça e meu coração mudaram completamente e me senti normal no sentido de simplesmente me sentir bem/normal pela primeira vez, e não sei quanto tempo isso vai durar. Duvido que ficará assim constantemente, mas você deveria providenciar para ter tantas das suas pílulas mágicas quanto possível para sua paciência! E pacientes rs.

O e-mail de Ricki me fez sorrir, e penso num dos meus haicais japoneses preferidos. Este data do começo do século XVIII e foi escrito por um pintor e poeta chamado Nakagawa Otsuyu:

Grito do veado —
Onde em suas profundidades
Estão as galhadas? [45]

Não faço ideia do que Otsuyu estava pensando quando escreveu isso, mas o espírito desse haicai, pelo menos na minha mente, aplicava-se igualmente a nossa sessão. Assim como o veado, Ricki tinha muito por que chorar, mas ainda faltava alguma coisa, algo mais a ser descoberto nas profundidades de seu corpo emocional. Onde estavam suas galhadas?

O luto é um animal estranho. Temos inúmeras ideias de como deve aparentar, mas, quando nos deparamos com uma perda intensa, a maneira como sofremos raramente é o que imaginávamos. Sob esse aspecto, o luto parece-se muito com o self. Nunca é tão claro e definido como pensamos que deveria ser.

Will e Linnéa
1/8/2019, 11h30

em Bar Harbor, Maine (começo das férias de agosto)

Estou no Maine com meu filho, Will, e sua namorada, Linnéa, uma artista visual de Estocolmo. Os dois têm 29 anos. Para minha surpresa, me pediram para lhes ensinar um pouco de meditação. Sentamos na varanda telada, ao lado da cozinha, de frente para o mar. Há sons distantes, do vaivém de pesqueiros de lagosta, dos gritos de gaivotas, e do ocasional corvo barulhento. Estou um pouco nervoso, desprovido do meu papel de pai, e querendo lhes dar algo que considerem útil. Já dei aulas básicas de meditação muitas vezes, e recorro ao que havia feito anteriormente.

– Fechem os olhos. Sentem-se quietos em uma posição confortável, com as costas relativamente retas. Acomodem-se em sua postura, em seu corpo, deixando a atenção se abrir para o que quer que descubram. Tentem não se esforçar demais, isso só torna as coisas mais difíceis, existe um elemento de entrega para a meditação mindfulness, permitindo que as coisas de desenvolvam por conta própria, enquanto colocam de lado seu self costumeiro. Prestem atenção na sensação enquanto respiram, conforme o ar entra e sai das narinas, ou no subir e descer do abdômen, enquanto inspiram e expiram. Reparem nas sensações, ou na falta de sensações, não importa o que sintam, quando estão inspirando e quando estão expirando. E reparem que depois de expirar, antes de voltar a inspirar, sempre há uma pausa. Nessa pausa, ajuda ter algo específico em que prestar atenção, a sensação de seus dois lábios se tocando, ou sua posição junto ao assento. Vocês podem usar um lembrete mental para auxiliá-los a se manter focados. "Para dentro" quando inspiram, "para fora" quando expiram, e "sensibilizando, sensibilizando", quando estão entre os dois movimentos. O grosso da sua atenção fica diretamente nas sensações físicas, mas podem usar o lembrete no fundo da mente. E a meditação não tem a ver com quanto tempo conseguem prestar atenção na respiração, é reconhecer quando sua mente divaga (o que vai acontecer) e trazer a atenção de volta para a respiração quando notarem que divagou, mesmo que um minuto depois ela volte a se afastar.

Digo tudo em cerca de cinco minutos e depois me sento em silêncio com eles por um tempinho. Espio uma ou duas vezes, e parecem estar concentrados.

– Esta é a primeira parte – digo. – Na parte dois, vocês deixam entrar o resto da sua experiência. Em vez de focar na respiração como objeto central, prestem atenção da mesma maneira no que for mais óbvio, mais prevalecente, em seu campo de conscientização. Podem ser sensações externas, como os sons da água, do vento, ou dos pássaros, podem ser sensações internas no corpo, pensamentos ou sentimentos. Mas deixem que fluam, notando quando se conectam ou se retêm, ou começam a se sentir envolvidos, e depois se soltando do que quer que os reteve. Vocês podem alternar para lá e para cá, primeiro plano e segundo plano, entre a respiração e o restante de sua experiência. Quando ficar complexo demais ou difícil de prosseguir, voltem para a respiração. Permitam-se brincar. Mas antes e acima de tudo notem como as coisas estão sempre se alterando, sempre mudando. Permitam-se sentir o fluxo de sua própria experiência.

Ficamos ali sentados por cerca de quinze ou vinte minutos. Eles gostam e perguntam se podemos fazer de novo em algum momento. Will diz que deitado é muito mais fácil sentir a subida e descida do abdômen; que, quando está sentado, a respiração nas narinas funciona melhor para ele. Linnéa diz que foi relaxante. Aviso que não precisa ser sempre relaxante, que às vezes pode ser emocionalmente difícil ou incômodo, mas não significa que estejam fazendo errado. O objetivo é se relacionar com tudo de uma maneira uniforme, não tentar fazer com que seja uma coisa ou outra.

***

Quando o Buda falou sobre insight, ele o concebeu em torno do reconhecimento do que chamou de "as três marcas da existência": *dukkha, anicca* e *anatta. Dukkha*, como já vimos, é o sofrimento difícil de encarar. Em seu ponto extremo, ele se refere à morte, à velhice e à doença, mas abrange qualquer tipo de solidão, frustração ou insatisfação. *Annatta* significa "não identidade" e se refere à natureza imaterial daquilo que gostaríamos que pudesse ser concreto, permanente e imutável, como nós mesmos. *Anicca* significa "impermanência". Tudo está em movimento, a roda da fortuna está sempre girando ou, como o falecido poeta Gregory Corso gostava de dizer, desfigurando deliberadamente uma famosa máxima de Heráclito: "Não se pode entrar uma vez no mesmo rio".

A meditação de insight é planejada para rebater uma resistência a essas três marcas da existência. Em seu foco no apego como origem do sofrimento, ela considera essa resistência (chamada de "ignorância" ou "ilusão" na linguagem budista) como o principal objeto de investigação. "Insight" significa ver de perto a resistência a essas três marcas. A primeira promessa do Buda é que enxergar essa resistência com clareza permite que ela se dissolva. Sua segunda promessa é que as três marcas da existência não são tão apavorantes quanto parecem, pois apontam para uma liberdade que nossa mente demora a entender, uma liberdade em que não somos indivíduos isolados e sofredores, trancados em nossa própria realidade, e sim estamos inextricável e interdependentemente vinculados a um todo maior e em permanente evolução.

Ao ensinar meditação para Will e Linnéa, tentei introduzi-los sutilmente nas três marcas. *Dukka* estava implícita. Por que outro motivo eles chegariam a estar interessados em meditação? *Anicca*, das três, é a mais fácil de entender. Sabemos que as coisas estão sempre mudando, mas quando aprendemos sobre mindfulness é importante desde o início atentar para como tudo, de fato, está sempre em processo. É tentador se prender ao que aparece: o som, o pensamento, a lembrança, o plano, em vez de permitir que venha e vá, como fará se for deixado em paz. *Anatta* é a mais obscura das três. Mas a atenção plena realmente revela como as coisas são insubstanciais. Uma vez que o objeto mente começa a perder seu domínio, a experiência torna-se muito mais porosa.

Linnéa

6/8/2019, 16h30.

Maré alta.

Great Spruce Head Island, Maine

Agora estamos em uma ilha próxima à costa do Maine por uma semana, um lugar sem eletricidade ou carros, para a qual tivemos que trazer nossa própria comida para toda a estadia. Estamos em seis: eu e minha esposa; Will e Linnéa; minha filha, Sonia, e seu namorado, Aron. Uma lagoa avança nesta ilha onde, na maré alta, podemos nadar. A água fria do oceano adentra sobre lamaçais aquecidos pelo Sol, e quando há maré alta num dia ensolarado é maravilhoso. Linnéa e eu corremos para dar uma nadada no final da tarde, e quando chegamos à praia está vazia, tranquila e bela. A luz do sol já está se inclinando, e a água é de um verde resplandecente.

– Podemos meditar um pouco – sugiro. – Pelo menos até os outros chegarem.

Desde aquela manhã em Bar Harbor não tem havido tempo, ainda que estejamos de férias. Encontramos um lugar para nos acomodarmos: Linnéa, uma pedra chata perto da água, e eu, um montinho coberto de relva, encostado em uma bétula nova. Digo pouca coisa, apenas nos sentamos, permitindo que a experiência interior e exterior misture-se com a respiração. Há pássaros, brisa, a batida da água, e em pouco tempo formigas subindo pelas minhas pernas. Depois de cerca de cinco minutos, chega o som de pessoas caminhando por uma trilha próxima, mas parecem distantes e não nos mexemos. Os sons das pessoas aumentam e diminuem, e depois vão sumindo.

É muito agradável. Depois outras pessoas vêm e ficam, e entram na água. Linnéa e eu abrimos os olhos e conversamos por um instante antes de nadar.

Esta meditação é mais fácil para ela, os sons na natureza acalmam sua mente, e percebo que ela teve uma experiência agradável.

– Você tem que tratar o interior e o exterior do mesmo modo – lembro-lhe.

– De fato tenho essas vozes críticas na mente – ela responde. – Repetitivas e familiares. Mas às vezes me pergunto se é possível que precise delas para me motivar no trabalho.

– Pode ser – digo. – Mas você precisa analisá-las enquanto medita, vendo-as de um ângulo diferente, em vez de acreditar nelas sem pensar. Você poderia encontrar outras motivações para o seu trabalho, menos autocríticas, vindas de lugares mais profundos dentro de si mesma.

Alguns minutos mais tarde, depois de entrarmos na água, uma das outras pessoas na ilha, também na água, pede desculpas por nos perturbar.

– Desculpe-nos por atrapalhar a meditação de vocês – ela diz, gentilmente.

– Não atrapalharam – respondo. – Vocês entraram nelas. Fizeram parte delas – acrescento.

Ela sorri e sai nadando.

* * *

Meditar ao ar livre, com as formigas subindo em cima de mim, os sons do ar e da água ao redor e os vizinhos entrando em "nosso" espaço, coloca-me em contato com outro maravilhoso haicai japonês. Kobayashi Issa ("Issa" significa "xícara de chá") nasceu em 1763 e é conhecido como um dos mais brilhantes mestres de haicai na história japonesa. Sua vida não foi fácil; perdeu a mãe quando era bebê e viu seus três filhos morrerem ainda na primeira infância. No entanto, apesar de suas inúmeras provações, ele desenvolveu uma empatia extraordinária pelo mundo natural e por todas as suas criaturas, incluindo até os menores insetos. Afastando-me da lagoa, lembrei-me do seguinte poema:

> *Estou indo –*
> *Agora vocês podem fazer amor,*
> *Minhas moscas.*[46]

Dukka, anicca e *anatta* não impediram Issa de se deleitar no mistério da natureza. E ainda que *ele* estivesse indo, viu os insetos como *suas* moscas. Ele ainda fazia parte das coisas, mesmo depois (ou talvez por causa) de perceber a própria imaterialidade.

Centro de Retiro Casa Menla Mountain
16/8/2019, 21h
Phoenicia, Nova York

Estou dando um curso num retiro de final de semana com o professor Robert Thurman, da Universidade Columbia, chamado "Superando a si mesmo: o melhor do budismo e da psicoterapia", uma versão do que ensinamos juntos, durante muitos anos, sob vários títulos.

Depois da apresentação sobre o final de semana e uma meditação introdutória, em que o professor Thurman nos conduziu (cerca de 75 pessoas) numa elaborada série de visualizações, há tempo para perguntas antes de dormir. Uma das primeiras perguntas é de uma mulher que diz estar lendo um livro chamado *Autobiografia de um iogue*, de Paramahansa Yogananda. Thurman tem dificuldade em ouvir o que ela está dizendo (seu aparelho auditivo não é dos melhores), e repito o nome do livro para ele. Nós dois o conhecemos. Foi publicado pela primeira vez na década de 1940, mas tornou-se muito popular só nas décadas de 1960 e 1970. Ele descreve as aventuras espirituais de um homem chamado Yogananda, que está à procura de um mestre que o oriente; considera-se que esse livro tenha introduzido muitos ocidentais na prática da ioga. A mulher que faz a pergunta quer entender o papel do guru. Trata-se de uma grande parte da história de Yogananda, e ela se pergunta o quanto é importante que ela descubra seu próprio guru. Um amigo próximo, a pessoa que lhe deu o livro, na verdade, fica lhe dizendo que ela precisa encontrar um guru, que não pode continuar em sua busca sem ter um.

Explico a ela que o professor Thurman sempre conta que os tibetanos afirmam que o melhor guru vive três vales além. Você não quer que eles vivam perto demais porque começará a ver todos os defeitos deles. O guru deve refletir sua própria capacidade de iluminação. Para quem tem dificuldade em acreditar que já é livre, é mais fácil imaginar que outra pessoa o seja. No entanto, como ocidentais, temos uma visão bem ingênua da ideia de guru. Tendemos a pensar que aqueles que se autoproclamam gurus são seres perfeitos de verdade (em vez de seres perfeitos imaginários) e temos a tendência de nos entregarmos a eles, sem uma avaliação aguçada de suas forças e fraquezas.

O professor Thurman vai em outra direção ao responder à pergunta:

— Na verdade, a palavra "guru", em sânscrito original, significa "pesado". Ela tem uma história e conotação paternalistas. O peso está na sua testa. É a autoridade a que você se submete na família, na casta e na cultura. No Tibete, eles mudaram a palavra para "lama", que tem mais o significado de "chefe" ou professor. O verdadeiro guru — Thurman continua, ficando, de repente, muito intenso — é sua própria inteligência. — Ele olha para a mulher na plateia e repete a frase: — Sua própria inteligência. Em algumas formas de budismo, eles criaram um novo conceito em sânscrito chamado *kalyāṇamitra*, que significa algo como "amigo espiritual", alguém que se importa com você o suficiente para guiá-la numa boa direção, alguém motivado pelo amor. O bom guru — Thurman enfatiza — devolve a responsabilidade para você. Se você encontrar alguém que diga "Ah, finalmente você voltou, agora está em casa, tenho tudo, aqui é uma loja de mil e uma utilidades, me dê tudo que você tem", faça questão de deixar *aquele* guru comendo poeira. Dê no pé! As prioridades dele não são as suas.

* * *

Fiquei satisfeito pelo conceito de amigo espiritual ter sido aventado neste contexto. Dar esses tipos de workshop é com frequência um convite para a idealização sobre a qual alertei minha interpelante. Os terapeutas são treinados a não levar para o lado pessoal demais a idealização que seus pacientes fazem deles; é aí que o conceito de transferência é tão eficiente. Mas mesmo terapeutas bem treinados podem achar a pressão desafiadora. A maioria dos mestres espirituais tem pouquíssimo conhecimento de transferência, e ao longo da vida já escutei inúmeras histórias de autoproclamados gurus tirando vantagem de seus crédulos seguidores ocidentais.

Achei os comentários do professor Thurman muito esclarecedores. Parece uma contribuição verdadeira poder inspirar as pessoas a se livrarem do peso paternalista do conceito de guru, ao mesmo tempo que as encorajamos a acreditarem na própria inteligência.

Brad

20/8/2019, 13h30

Brad está nervoso com o marido por gritar com ele por qualquer coisa. Eles têm uma vida boa, filhos crescidos, gatos e cachorros, e um casarão para cuidar. Noutro dia, o marido gritou com ele por ter jogado fora uma garrafa plástica onde ainda restava um pouco da água que ele estava bebendo. Brad tem razão, seu marido de fato critica-o demais, e ele passa apertado com isso, mas não pelos motivos que se poderiam esperar. As críticas do marido afetam-no profundamente; a maneira como eles se relacionam faz com que esteja se sentindo mal há um bom tempo. Quando o marido grita, Brad não apenas fica irritado, como também absorve as críticas como se realmente houvesse algo de errado com ele.

Acabei de voltar do workshop em Menla com o professor Thurman, e o final de semana ainda está bem presente na minha cabeça. Conto a Brad algo que conversamos no retiro, não o assunto do guru, mas sobre a tendência que as pessoas têm de "absolutizar" suas experiências emocionais. Quando digo "absolutizar" quero dizer transformá-las num objeto fixo, relacionar-se com elas como uma verdade absoluta e vê-las isoladas, não no contexto. Estamos falando sobre *anatta*, sobre a relevância da "não identidade" na vida cotidiana. A *anatta* põe em xeque noções estabelecidas do self que nos limitam ou nos restringem, como em "Sou *este* tipo de pessoa ou *aquele* tipo de pessoa", como se algum dia pudéssemos chegar a nos conhecer de maneira absoluta.

Brad internaliza as críticas do marido e usa-as para reforçar uma ideia absoluta sobre o que há de errado com ele. Transforma a crítica em um defeito em sua própria personalidade, em vez de ver o quanto seu marido pode ser irritadiço. Chamo atenção para isso. Não é que não perceba que esteja igualmente irritado; ele percebe, mas está fazendo algo mais. Descubro que está protegendo o marido. Se Brad for o vilão, então o marido não pode ser. Pensar que sempre existe alguém "bom" ou "ruim" na história é um problema. Se o marido for ruim, se Brad não for ao menos parcialmente responsável, é possível que tenham que partir para o divórcio. Muito tempo atrás, Brad jurou permanecer casado, e ama o marido, apesar do quanto ele possa ser difícil.

Acho que a maneira como ele internaliza a crítica remonta à sua infância. Houve dificuldades no casamento de seus pais, e ele sofreu quando criança. Se ele se tornasse o problema, se ele fosse o ruim, seus pais seriam poupados. Penso nisso e conto a ele sobre a definição de família da minha terapeuta Isadore From: "A pior invenção de um deus que não existe".

– E se você encarasse as críticas do seu marido como vazias? – pergunto. – Em vez de lhes dar tanta autoridade.

– Nunca pensei nisso – ele responde.

– Pobre sujeito – digo. – Criando tanta energia ruim à volta dele.

* * *

No Japão do século XV, vivia um famoso mestre zen chamado Ikkyū Sōjun, que passou grande parte da vida monástica em um eremitério em Kyoto. Era conhecido por sua natureza irascível e sua recusa em seguir as regras da ortodoxia zen-budista. Aos 77 anos, apaixonou-se por uma cega bem mais nova do que ele e escreveu uma infinidade de versos sobre o amor deles. "Difícil, delicado, brilhante, inquieto, preciso, íntimo, ignorante, arrogante, esquivo – Ikkyū passa a impressão de ser um homem ao mesmo tempo de uma insegurança miserável e uma autoconfiança infinita."[47] Além de integrar sua paixão a um cabedal de vida inteira de conhecimento espiritual, Ikkyū compreendeu o vazio, aquele conceito budista mais ilusório, tão bem quanto alguém jamais o fez. O vazio não é uma das três marcas originais da existência, mas, com o desenvolvimento do budismo, alcançou um lugar de proeminência. Ofereceu outra perspectiva para *anatta*, enfatizando a falta de substancialidade independente e concreta nas pessoas e nas coisas. Os poemas de Ikkyū transmitem sua compreensão de uma maneira que esperava que Brad pudesse apreciar. Aqui está um exemplo que remete à noção de absolutizar, sobre a qual Brad e eu estávamos conversando em nossa sessão:

> *Ah, verde, verde salgueiro flor lindamente vermelha*
> *mas sei que as cores não estão ali.*[48]

Lembra-se da negativa não afirmativa, a descrição do dalai-lama da pessoa usando óculos escuros no capítulo um? Tal pessoa agarra o vazio, vendo as cores, mas sabendo, simultaneamente, que não são reais. Brad poderia fazer algo parecido com a raiva do marido? Experimentá-la por completo, mas sem lhe dar autoridade absoluta? Considerá-la, mas depois deixá-la passar por ele sem absorvê-la, sem transformá-la num julgamento da própria personalidade? Esse é o supremo estratagema terapêutico budista. O truque é não ignorar a emoção, mas deixá-la a sós, permitindo que apareça à sua maneira, apreciando-a pelo que ela parece ser, sem ser dominado por ela. Nas palavras enigmáticas de Ikkyū:

> *Não vi coisa alguma na minha viagem,*
> *mas respirei, e o que quer que respirei foi tempo.*[49]

Quando Ikkyū escreve sobre tempo de relaxamento, está nos mostrando a profundidade do seu insight. Sua compreensão de vazio não significa que ele desapareceu. Mas que a respiração e o tempo passaram a ser uma coisa só.

Lukas

27/8/2019, 12h30

Lukas, que se casou logo depois da legalização do casamento gay, está com dificuldades na vida a dois.

– Amo meu marido, mas ultimamente tenho tido muita raiva dele – é o que me diz com os olhos marejados. Ele se lembra de como estava feliz no dia do casamento ("O dia mais feliz da minha vida") e gostaria de se sentir assim agora. – Ele está sempre com pressa. E sempre olhando para o celular.

Ele me conta sobre uma recente visita a Nova Orleans para o casamento de um amigo, quando enfim se abriu um pouco com o marido, depois de se sentar em um parque num domingo de manhã, olhando-o rolar a tela do aparelho. Conversaram. Lukas contou-lhe que estava se sentindo ignorado, e o companheiro explicou o que estava se passando no trabalho que ele precisava conferir. Depois disso, as coisas mudaram um pouco. Ele avisava Lukas quando tinha que trabalhar, em vez de apenas pegar o celular, e isso deu uma melhorada no panorama.

Mas esse pequeno episódio foi revelador. Com frequência, Lukas equivale o casamento à submissão. Ele resiste a se manifestar, quando o que possa dizer tem o potencial de criar conflito. O sexo passou a ser um problema.

– Tenho uma sensação de alívio quando termina. – Ele sorri. – Como se tivesse feito meu trabalho. – Ele faz uma pausa. – E gosto da intimidade. Mas em geral machuca, ele está sempre com pressa.

Expresso minha surpresa por ele não ter dito nada ao marido; a ideia de o sexo machucá-lo me dói.

– Não quero que ele se sinta inadequado – ele retruca.

Fico espantado com sua resposta. Talvez não devesse ficar, mas fico.

– Você não está lhe dando uma chance! – exclamo. – Ele precisa aprender e é você que deveria ensiná-lo.

A sessão termina com Lukas arrastando-se para fora do consultório. Espero que ele volte a tocar no assunto.

* * *

Este é um exemplo de uma situação que exige mais self, e não menos. Ao mostrar deferência para com o marido além do ponto de seu conforto, Lukas estava reprimindo a própria energia vital. A conversa com o marido sobre sua preocupação com o celular foi um bom começo, mas havia mais a ser feito, como ficou claro com a continuação da sua angústia.

Em nossa cultura, é comum termos dificuldade para distinguir desprendimento de submissão, mas são duas coisas muito diferentes. Lukas estava inclinado a manter seus sentimentos represados, mas esse cenário não poderia continuar eternamente. Seus sentimentos estavam aflorando contra a sua vontade. Se fosse para seu casamento prosperar, precisaria de uma contribuição maior da sua parte. Acho que Lukas queria que o marido soubesse do que ele precisava, sem ter que dizer. Existe um risco quando a pessoa se manifesta, o velho risco de perda de amor. Não acho que Lukas se desse crédito suficiente em seu relacionamento; não acho que se valorizasse o bastante. Estava falando sério quando lhe disse que dependia de ele educar o companheiro. O sexo era uma área importante para esse tipo de troca; duvidava que fosse a única.

Sandy

4/9/2019, 10h30

Sandy chega com um sonho. Não é comum ela falar sobre isso, mas teve um sonho na noite anterior à terapia e parece importante. Sandy começou a passar por maus momentos desde que a filha adolescente morreu num incêndio, três anos atrás. Seus amigos a vêm estimulando, não de modo muito discreto, a superar e seguir em frente. Ela pertence a um círculo evangélico que aceita a ideia de vida após a morte, e muitas das pessoas à sua volta esperam que ela consiga se ligar à presença constante da filha, ainda que em sua nova forma celestial. É uma pressão extra sobre Sandy, e ela tem se esforçado. Caso a filha esteja presente no além, de pouco serve o consolo.

Em seu sonho, uma mãe é baleada e morta fora de cena, por assim dizer. Sandy sabe que a mãe levou um tiro, mas não presenciou diretamente. O sonho começa com o conhecimento da morte dessa mãe. Em seguida, Sandy está em uma sala com a própria filha, que está viva, e com um amigo da filha do início do segundo grau, que está fazendo a transição de gênero. Sandy e a filha estão aconselhando o amigo e são da mesma opinião, o que parece ser um elemento importante. Elas têm a mesma opinião, e existe uma sensação de proximidade no final do sonho.

Para Sandy, o sonho é uma surpresa. A semana anterior fora terrível. Uma amiga próxima contou-lhe que a filha ia se casar. Não foi apenas que ela lhe contou, mas que ela se *estendeu* no assunto, e Sandy foi ficando cada vez mais nervosa, à medida que a amiga falava sem parar ao telefone. *Era muito injusto*, ela pensou. Ela jamais veria a própria filha se casar. E por que precisava escutar cada detalhe? Depois do telefonema, ficou tão transtornada que entrou no carro e saiu dirigindo sem destino. Era o fim de semana do Dia do Trabalhador, e o trânsito estava terrível. Foi de um lugar a outro, sem rumo, chorando, e foi preciso três horas para que parasse de chorar. Mesmo enquanto me contava, o sofrimento de Sandy pareceu extremamente vivo.

Acontece que na semana anterior eu estivera com Joseph Goldstein em uma de suas raras visitas a Nova York. Joseph, como já mencionei, tem sido meu professor e amigo há muitos anos, e valorizo demais seus insights. Joseph sabia que eu estava trabalhando com algumas pessoas que recentemente haviam perdido seus entes queridos. Sem mencionar isso de forma direta, perguntou se eu conhecia a opinião dele sobre a abordagem budista em relação à perda. Ele gosta de contar a história de como o Buda reagiu quando seus dois discípulos mais próximos, Sariputta e Moggallana, morreram com semanas de diferença um do outro. Na lembrança de Joseph, o Buda disse que era como se a Lua tivesse sido tirada do céu. "Não é pouca coisa", Joseph sempre lembra às pessoas. A Lua! Ao mesmo tempo, na mesma fala, o Buda afirmou que, apesar da gravidade da sua perda, ele não encontrava um traço de pesar, lamentação ou angústia em sua mente ou em seu coração. "Todas as coisas limitadas (inclusive nós) estão destinadas a se desfazer", o Buda relembrou à sua plateia. Como poderia ser diferente?

Para Joseph, esse potencial de perda não contaminada pelo pesar era muito importante. Eu o tinha ouvido falar sobre isso em diversas ocasiões e, embora entendesse o sentido, sempre me pareceu frio demais.

— Nenhum de nós é tão iluminado, mas não é possível que o luto, se considerado atentamente, seja autolibertador? – perguntei. – Não podemos esperar não senti-lo. O problema que vejo com frequência é que as pessoas não conseguem encarar seus sentimentos intensos com uma consciência plena. Ou elas os negam, ou os suprimem, ou os interpretam sem sentir realmente o que está acontecendo.

Entendi a história do Buda de uma maneira um pouco diferente da de Joseph. Para mim, o luto, o lamento e a angústia a que o Buda se referiu descrevem as camadas adicionais de resistência que erguemos para nos proteger da intensidade da perda. O Buda poderia vivenciá-la simplesmente; a maioria de nós é incapaz de fazer isso, pelo menos por um bom período. Temos que achar uma maneira de deixar esses sentimentos assentarem, o que acontecerá com o tempo, se permitirmos.

No final de semana, tentei encontrar nos sutras a citação a que Joseph estava se referindo, mas não consegui achar nenhuma referência à Lua. Encontrei o Buda falando sobre a morte dos seus discípulos, como um grande galho de uma poderosa árvore de madeira de lei que se quebra, e como um grande vazio. Escrevi a Joseph depois da nossa conversa, e ele disse que alguém havia lhe contado a história da Lua, mas que ele também não conseguira localizá-la nas escrituras para verificá-la. Mas um grande vazio era bastante próximo.

Depois de escutar sobre o fim de semana de Sandy, e ainda com a conversa de Joseph na cabeça, voltei ao seu sonho. Comecei com aquele assassinato misterioso de uma mãe anônima.

– Ouvir sobre o casamento da filha da sua amiga é como se você estivesse sendo assassinada – propus. – Você nunca terá a experiência de ver sua filha crescer, se apaixonar, se casar, ter filhos. É terrível.

Sandy parece perplexa. Sei que em geral as pessoas não falam com ela desse jeito; todo mundo está sempre tentando fazê-la se sentir melhor. Ela se vê sozinha com esses pensamentos, e não é fácil compartilhá-los com ninguém. Acho que o sonho permite que ela fale disso de uma maneira disfarçada. Uma mãe anônima foi baleada.

– Sinto que você está mais zangada do que triste – digo.

Estou me arriscando, mas acho que Sandy pode dar conta. Embora não concorde totalmente com Joseph sobre ser possível vivenciar a dor sem nenhum complemento, tenho a sensação de que Sandy está se protegendo do luto ao ficar zangada. Ela consegue lidar com o fato de ficar zangada; não tenho tanta certeza de que possa ficar triste.

– Sem dúvida, você está sendo privada do que achou que era seu direito como mãe, mas age como se fosse um ataque pessoal a você, como se você tivesse sido assassinada.

Mostro a Sandy que a coisa em que ela e a filha concordam no sonho, a coisa sobre a qual são da mesma opinião, é ajudar na transição do amigo. Talvez Sandy seja quem esteja fazendo a transição. E talvez seja a maneira de voltar a se sentir próxima da filha. Não tentando senti-la como se ainda estivesse viva, mas concordando com ela no fato de que está morta.

* * *

Em 1819, o poeta japonês Issa (aquele das moscas fazendo amor) elaborou um documento notável, narrando o que, sob diversos aspectos, foi seu ano mais feliz. Ele tinha 57 anos. Intitulado *O ano da minha vida*, a obra é parte autobiografia, parte poesia, parte diário zen, parte observação da natureza e, com frequência, uma combinação de tudo. Ao recontar sua experiência, Issa não se esquivou dos aspectos dolorosos. Por exemplo, sua relação com a madrasta foi terrível, com embates duros e prolongados na maior parte da vida:

> Fui o primeiro a nascer – a primeira flor a desabrochar – em nossa família; no entanto, fui relegado a um lugar ao lado das ervas daninhas tardias. Fui amamentado pelo vento gelado que sobra das encostas da "montanha madrasta", e não vivi um único dia em que pudesse me regozijar em liberdade, a céu aberto. Para mim, é uma surpresa que o fino fio da minha vida tenha aguentado estes 57 longos anos – Ah, querido castanheiro, me perdoe! Não havia pensado em passar para você a trama da minha própria vida lamentável quando o plantei no meu jardim.[50]

Conhecendo a tristeza, Issa refugiou-se tanto nos ensinamentos do Buda sobre sofrimento quanto na plenitude do mundo natural, impermeável a seus percalços pessoais. Quando adulto, ele vagou pelo Japão: poeta, filósofo e mestre zen numa só pessoa. Em 1813, aos 51 anos, finalmente fez as pazes com a madrasta, acomodou-se em seu vilarejo natal e se casou com uma moça de 27 anos que lhe deu três filhos, todos mortos no primeiro ano de vida. Os dois primeiros bebês, meninos, morreram com um mês de nascidos, mas o terceiro, uma menina chamada Sato, chegou a viver um ano, trazendo uma enorme alegria para Issa e sua esposa, até morrer logo depois do primeiro aniversário. O tempo que a filha viveu foi o ano que Issa registrou em seu livro *O ano da minha vida*. Seu haicai mais conhecido é o que ele afirmou ter escrito logo após o falecimento da menina, embora agora se saiba que, na verdade, uma versão inicial foi criada após a morte do primeiro filho. Lembrei-me da iteração deste poema algum tempo depois da minha sessão com Sandy:

> *O mundo de orvalho*
> *Éo mundo de orvalho,*
> *E no entanto...*
> *E no entanto...*[51]

O poema de Issa resolveu meu jogo de palavras com Joseph. Sim, este mundo é impermanente. Sim, aquilo que consideramos ser substancial não pode proporcionar tudo que exigimos dele. Sim, o vazio é o melhor contrapeso à nossa tendência de nos apegar a pessoas e coisas que não podem perdurar. Mas o amor que nos liga uns aos outros tem sua própria realidade. O "E no entanto..." de Issa deixa clara a profundidade do sentimento da perda, mesmo quando a pessoa tem um firme entendimento do vazio. A tradição budista tibetana insiste em algo semelhante em uma de suas histórias didáticas mais conhecidas. Após a morte do filho de um respeitado lama, seus alunos viram-no chorando descontroladamente. "Por que está chorando?", perguntaram a ele. "O senhor nos disse que este mundo é uma ilusão!" "Ah, sim", o lama respondeu. "E a perda de um filho é a maior das ilusões."

Era algo com que Sandy e eu poderíamos concordar.

Willa

11/9/2019, 16h

Willa começa a sessão explicando que foi difícil comparecer à festa do 75º aniversário de um grande amigo. Frequentaram o ensino médio juntos, e continuou amiga dele e de sua mulher até agora. Mas ela detesta festas e teve que se obrigar a ir.

— Sinto-me um zero à esquerda nesses eventos, um grande nada.

Não tenho certeza de tê-la ouvido direito. Um zero à esquerda? Mas entendo o que ela diz. Insisto um pouco.

— Um grande nada? Uma espécie de contradição. Qual é a sensação de ser um grande nada?

É óbvio que está acontecendo um exagero na mente de Willa. Ela é uma amiga maravilhosa, bastante querida por muitas pessoas.

— Um monte de gente realizada, e o que foi que eu fiz? – ela explica.

Willa é uma fotógrafa de talento, que raramente exibiu seu trabalho em público e durante muitos anos precisou trabalhar como administradora em uma firma de Wall Street para se sustentar. Sua timidez em festas estende-se para timidez no mundo profissional.

— Entendo que você não conseguiu o que poderia, mas isso te faz se sentir um nada? – pergunto.

Willa está se anulando por algum motivo, e quero saber qual é. Ela me conta sobre outra amiga cujo marido morreu recentemente e que sempre a convida para as festas de Natal, mas com quem Willa perdeu contato. Ela não compareceu às últimas festas, e agora o marido da amiga morreu. De novo um zero à esquerda.

– Olhe para essa sensação um pouco mais de perto – sugiro. – O que você vê?

– Vergonha – ela diz, depois de uma breve pausa.

Sei que quando Willa era adolescente, seu pai a molestava, e isso tem sido uma experiência traumática e fundamental em sua vida. Conversamos bastante a respeito, mas seus efeitos estão muito enraizados, e ela nem sempre faz as ligações que parecem relevantes. Assim que ela diz a palavra "vergonha", sei que estamos de volta ao assunto.

– Acho que essa vergonha está deslocada de algum outro lugar – sugiro. – Alguma ideia?

O abuso deixou-a em profunda solidão durante a adolescência. Embora, à noite, seu pai viesse até sua cama, durante o dia ele a ignorava. Sua mãe, que talvez soubesse, talvez não, era distante e crítica, e Willa precisava fingir que nada estava acontecendo, ao mesmo tempo que não entendia exatamente *o que* estava acontecendo. Ela se lembra das noites frias de outono e inverno, quando caminhava pelas ruas depois da escola e não voltava, ou não conseguia voltar, para casa.

– Fazia muito frio – ela diz. Era o que agora chamaríamos de estado dissociativo, mas à época não havia palavras para os sentimentos de confusão que perturbavam sua mente. "O que há de errado com você, Willa, que não consegue ir para casa?", ela se lembra de perguntar a si mesma. Ela realmente não sabia; as coisas não faziam sentido.

Algum tempo atrás, Willa descreveu a sensação de descer a escada para o café da manhã, depois de o pai ter estado em sua cama. Seus irmãos estavam lá, a mãe deprimida fazia seu melhor para alimentar a todos, e o pai estava à cabeceira da mesa, de olhos baixos.

– Ele não olhava para mim – ela disse. – Eu não fazia parte da minha própria família.

Associamos esse não pertencimento a seu desconforto atual em festas, aquela sensação de estar lá fora, no frio, de haver algo de errado com ela, algo vergonhoso que ela não entende de fato.

– Se eu fosse minha irmã, teria gritado com meu pai – ela diz, um pouquinho mais de autocrítica afluindo depois de todos estes anos. – Mas estava tentando fazer o que ele me pedia. Eu o amava.

Ao sair, Willa está animada e me agradece por uma boa sessão.

* * *

Para mim, é uma grande coisa Willa ter falado com tanta facilidade, no final da sessão, sobre seu amor pelo pai. Não que fosse o sentimento mais óbvio que tinha por ele, mas ali estava. Por detrás da raiva, da vergonha, da confusão e da sua sensação de haver algo de errado com ela, havia esse amor silencioso, mas constante. Era de se imaginar que o comportamento do pai dela tivesse eliminado qualquer traço de afeto, e fiquei muito surpreso quando as palavras saíram da sua boca, e na mesma hora soube que eram importantes. Não acho que Willa poderia ter se sentido uma pessoa completa sem reconhecer os sentimentos originais inocentes que a ligavam ao pai. O abuso dele foi uma ameaça à própria essência dela, tornou-a um zero à esquerda, mas ao rastrear a origem da vergonha e recuperar seu amor original, Willa estava pondo um limite crucial no dano causado pelo pai. Foi um insight dos mais esclarecedores, a ideia fixa e traumatizada de Willa sobre si mesma dando lugar a uma apreciação mais cheia de nuances de sua natureza relacional original.

Donald

20/9/2019, 17h15

Donald, um gestor de fundos multimercado de 50 anos, impressionantemente parecido com Antonio Banderas quando jovem, tem um temperamento que chega a ser assustador para a esposa e as filhas. Noutro dia, quando saía do trabalho, ele decidiu passar no restaurante do outro lado da rua para comprar sopa e sanduíches para o jantar. Mandou uma mensagem de texto para a família, anotou o que queriam e ficou na fila para pegar a encomenda. Teve que decidir se pegava um sanduíche inteiro de abacate para uma das filhas por 10 dólares ou se optava por meio sanduíche. Lembrando-se de que ela nunca comia tudo, optou por comprar meio.

Quando Donald chegou em casa, a primeira coisa que a esposa lhe disse foi: "Meio sanduíche?". Ela tinha pedido uma sopa média, então ele comprara uma grande para ele e uma média para ela. Quando ela viu a diferença, disse: "Pedi uma sopa *média*". "Esta é uma sopa média", ele respondeu, com uma irritação flagrante. Estava bravo e magoado, ele me conta, e esse diálogo breve, mas contundente, estragou o restante da noite. Trabalhar o dia todo, ganhar dinheiro, parar para comprar comida, trazer tudo para casa e receber nada além de crítica.

Digo a ele que, sob uma perspectiva budista, era uma oportunidade de ouro para escutar o grito do self que não existe, a voz clara do falso self, foco central da meditação de insight. Donald é novo no budismo, mas leu um dos meus livros e me procurou porque o desejo de paz interior se acendera nele. Ele aprende rápido, mas está lutando com todas as exigências que o trabalho e a família lhe impõem. Não faz ideia do que estou falando – o grito do self que não existe. Tento explicar.

O self é um conceito ilusório. Todos nós – meio que – sabemos o que ele significa, mas, se tentarmos realmente encontrar o self, temos dificuldade. As pressões que sofremos para desempenhar, sobreviver como indivíduos num ambiente desafiador, para ser uma pessoinha única em um mundo competitivo, onde a maioria das pessoas está por conta própria, nos levam a criar uma fachada falsa, uma entidade falsa, estabelecida à custa da capacidade de relaxar e ter fé no apoio do entorno. Até certo ponto, todos nós sofremos disso. O budismo tenta reduzir esse falso self. As meditações são voltadas para evocar um lugar de quietude interior que está além – ou por trás – do pensamento conceitual. O que leva à abertura onde antes havia convicção, e a relacionamento onde havia, sobretudo, separação, especialmente em termos de self.

Uma das minhas descrições preferidas vem do mestre budista mongol do professor Thurman, que questionou a noção de não haver self algum. "Não é que o self não seja real", ele disse a Thurman, "mas a maioria das pessoas considera-o 'realmente real'." Em grande parte, o dalai-lama havia me dito a mesma coisa ao explicar que o self nunca é tão real como pensamos que seja. Investimos na noção do self com mais substância do que é necessário, e depois reagimos na defensiva quando a prevalência do self é contestada. Numa versão tibetana da meditação de insight, as pessoas são incentivadas a encontrar o self como ele de fato aparece em sua experiência, e a reconhecer que ele é, sobretudo, uma construção mental, não algo verdadeiro. Como já foi mencionado, é difícil, e dizem que a melhor hora para encontrar essa construção falsa é quando somos acusados injustamente por alguém que amamos. A reação legítima de indignação – "Eu não fiz isso" – parece ser a melhor oportunidade para se concentrar na sensação percebida do self, no "eu" que consideramos ser mais real do que ele realmente é.

Faço o possível para explicar isso a Donald, e ele escuta com atenção, interrompendo-me de vez em quando para digitar algumas palavras no celular. Garanto a ele que não o estou aconselhando a se tornar submisso ou masoquista, e sim oferecendo uma alternativa para uma reação habitual, condicionada por sua própria insegurança e presunção, duas características contraditórias que, não obstante, tendem a andar de mãos dadas. Donald acompanha tudo que digo, mas ainda parece inseguro sobre como pôr em prática qualquer uma dessas coisas no meio de algo como o que aconteceu na outra noite.

– O que você me diria se estivesse ali, invisível, e pudesse cochichar no meu ouvido? – ele indaga.

É uma boa pergunta, e por um bom tempo fico desconcertado. Acabei de explicar o que posso explicar e gostaria que ele mesmo lançasse mão disso naquela situação. Mas sei que minha explicação é um tanto abstrata. Se estivesse lá, como ele perguntou, o que eu *diria*, o que poderia dizer que fizesse diferença?

– Encare sua situação problemática com senso de humor – respondo, surpreendendo-me um pouco.

Donald sorri e balança a cabeça, concordando. Gosta disso. Fico aliviado.

* * *

Senso de humor é uma das coisas que mais ajudam nesse tipo de situação. Winnicott sabia disso quando escreveu um famoso ensaio, "Ódio na contratransferência", em que destacou a infinidade de motivos para uma mãe odiar seu bebê, numa explicação do quanto é importante abrir espaço para esses sentimentos incômodos. Somente abrindo espaço para o ódio (nela mesma e em seu bebê), é que a criança pode aprender que a mãe é uma pessoa à parte, digna de simpatia e respeito:

> Ele é desconfiado, recusa a comida gostosa que ela preparou, e faz com que duvide de si mesma, mas come bem com a tia. Depois de uma manhã terrível com ele, ela sai e ele sorri para uma desconhecida, que diz: "Ele não é uma gracinha?".[52]

A leveza de Winnicott, sua capacidade em descobrir humor no meio de uma experiência emocional dolorosa, é algo que tem em comum com John Cage. As histórias de Cage, as trilhas sonoras para as danças de Merce Cunningham, parecem vir de um lugar semelhante:

> Um velho rabino na Polônia, ou em algum lugar por ali, caminhava em meio a uma tempestade, indo de uma aldeia para outra. Estava mal de saúde. Era cego e tinha o corpo coberto de feridas. Todas as aflições de Jó eram dele. Tropeçando em algo, caiu na lama. Levantando-se com dificuldade, ergueu as mãos para o céu e exclamou: "Louvado seja Deus! O Diabo está na Terra e fazendo seu trabalho maravilhosamente!".[53]

Até Issa, o poeta zen, no final de seu ano mais maravilhoso e mais devastador, voltou-se para o humor a fim de ajudar a guiá-lo em sua labuta. Em 27 de dezembro, acordou no que escreveu ser um belo dia. Sua esposa preparou um café da manhã quente, e eles esperaram o vizinho, que traria os bolos de arroz recém-assados que prometera entregar. Estavam ansiosos para ter os bolos quentes na refeição, em geral, modesta. "Esperamos e esperamos", ele contou, "mas infelizmente os bolos não vieram. Quando enfim decidimos comer, nosso café da manhã tinha esfriado." Issa encerrou sua lembrança com a seguinte estrofe:

> *Os bolos de arroz*
> *Só pareceram*
> *Ter vindo*
> *Ao meu portão.*[54]

Cada uma dessas citações poderia ter esclarecido, ou contextualizado, o fracasso de Donald no restaurante. Em todas elas, a sensação de inocência ferida, ou indignação legítima, contém o cerne da piada. A fim de encontrar a paz que procurava, Donald precisava não levar as suas reações, nem a si mesmo, tão a sério.

Nesse aspecto, a provação da vida familiar estava funcionando como um longo retiro de meditação, reduzindo aos poucos seu orgulho. É claro que Donald merecia reconhecimento de sua esposa por levar para casa o jantar da família, exatamente como a mãe no ensaio de Winnicott merecia gratidão de seu bebê por tudo que fazia por ele. Mas quando isso não aconteceu, ele não precisava ter transformado a ausência em catástrofe. Assim como o rabino na história de Cage, Donald poderia aprender a encontrar humor na situação, louvando a Deus, enquanto se lembrava de que o Diabo está nos detalhes.

Quando enviei estas páginas para Donald revisar, ele me escreveu de volta imediatamente, dando-me permissão. Acrescentou que recentemente escutara um audiobook sobre casais, intitulado *Fierce Intimacy* [Intimidade feroz][55], e pensara em mim e exatamente nesta sessão. Na narrativa, um marido de meia-idade vai ao supermercado com uma lista enorme que lhe foi dada pela esposa. Segundo a lembrança de Donald, quando o marido volta para casa, o casal esvazia as sacolas de mantimentos, e a esposa pergunta incisivamente: "Onde estão os aspargos?". Em vez de, como de costume, se sentir agredido com a pergunta, ele responde: "Esqueci". A mulher fica sensibilizada: "Faz vinte anos que espero você dizer isso!", exclama, aliviada.

Donald sabia que eu gostaria dessa história. A única mudança que ele quis que eu fizesse no meu relato foi descrevê-lo como sendo extremamente parecido com o Antonio Banderas quando jovem. Ele se parece muito com ele, de fato.

SEIS
OUTONO

Como terapeuta, aprendi a prestar muita atenção nos detalhes íntimos da vida das pessoas para ajudá-las a decifrar o mistério de quem e o que elas se tornaram. Mas, como alguém que medita, aprendi que a experiência não é tudo. Com a mesma facilidade, ela pode tanto esconder uma verdade quanto revelá-la. Esse é o paradoxo com que tenho me deparado ao juntar esses dois mundos. A terapia tradicional destrincha para fazer sentido. A meditação pede para pararmos de fazer sentido, de modo a descobrir onde realmente reside a felicidade. A terapia examina o self acumulado, aquele que é moldado por todas as defesas que usamos para viver. A meditação pede que nos despojemos dessas mesmas defesas, de modo a recapturar a vitalidade original e intrínseca com a qual nascemos.

Todos nós estamos feridos de alguma maneira. Ninguém sai daqui vivo. Todos nós somos afetados pela sociedade, pela escassez, pela pressão dos colegas, pela insensibilidade de familiares, amigos, namorados, namoradas, colegas de escola, companheiros de equipe, professores, treinadores, médicos, policiais ou padres. Todos nós temos uma mente que procura atribuir culpa. Mas, por mais importante que seja entender as origens e os detalhes do nosso sofrimento, raramente só esse entendimento basta. Meus pacientes vêm à terapia querendo se livrar do peso de sua experiência acumulada. Sim, eles querem dar sentido à própria vida, mas em geral não é o principal nem o único objetivo. Acima de tudo, eles estão tentando superar traumas acumulados para se sentirem menos amedrontados, isolados, abandonados, indefesos, sozinhos, ansiosos ou deprimidos. É possível que não consigam dizer isso com tanta clareza, mas estão tentando alcançar coisas além do pensamento, tentando manter contato com qualidades essenciais que têm sido sacrificadas no esforço para se adaptar, se ajustar, corresponder, suportar ou se conformar.

À medida que os dias quentes de verão deram lugar às noites frias de outono, uma coisa foi ficando cada vez mais clara para mim. A raiva era a emoção subjacente que segurava muito dos meus pacientes em sua oscilação. Embora tivesse começado a pensar nisso logo depois da minha sessão de dezembro com Anne e de meu encontro de fevereiro com Violette, agora passara a ser o centro das atenções. Às vezes, a raiva se manifestava em pensamentos, ou ações, autopunitivos dos pacientes; outras vezes, ficava aparente para mim em nossas conversas, mas não óbvia para eles; e outras vezes ainda, aparecia escancarada nos relatos sobre seus relacionamentos íntimos. No entanto, independentemente do quanto eles pudessem ser atentos e criteriosos, independentemente do quanto conseguissem escavar de seus traumas infantis, se eu não pudesse ajudá-los em seu relacionamento com a raiva, a terapia deixaria a desejar.

Mas a raiva é um assunto ardiloso. Algumas pessoas negam completamente seus sentimentos de raiva, enquanto outras tentam, por reflexo, contrapô-los com pensamentos amorosos. Outras ainda, como demonstram meus pacientes com superegos punitivos, voltam sua agressão contra si mesmos, em vez de expressá-la externamente. E muitas pessoas, como sabemos, permitem-se ser dominadas por seus pensamentos críticos, ou sua raiva interior, justificando hipocritamente suas palavras ou ações destrutivas. Na terapia, assim como na meditação, é tentador demais cair na armadilha que D. H. Lawrence ressaltou em seu poema da cobra, vendo a raiva como o inimigo e golpeando-a com um bastão. Mas atacar violência com violência, não importa o quanto a motivação seja genuína, em geral não resolve o problema. É o que Lawrence demonstrou em seu poema, ao sugerir que, na verdade, havia uma alternativa, aquela que estava ali em seu fascínio inicial, antes que seu julgamento racionalizado interviesse. Quanto há para aprender com os reis destronados do submundo! Nessa visão, Lawrence estava muito de acordo com o Buda e Winnicott, que acreditavam que a agressão, quando observada corretamente, podia se tornar uma força para o bem.

Examinando meu trabalho como terapeuta, percebo que concordo. A sinergia do budismo e da terapia tem me ensinado que é assim mesmo. O cabeamento para mudança está acoplado, mas é preciso algum tipo de atenção para ativá-la. Winnicott chamava isso de "ambiente facilitador" e associava-o a uma devoção natural e "boa o suficiente" de uma mãe. Ele acreditava que a agressão é intrínseca à psique de um bebê, que aparece como um aspecto de seu egocentrismo inerente, e que um genitor bom o suficiente conduz a criança – com o tempo – de uma exigência total a um reconhecimento do genitor como uma pessoa com méritos próprios. Chamou isso de "processo de maturação", reconhecendo que nem sempre esse processo transcorre com facilidade e que muitos adultos ainda têm que passar por um trabalho terapêutico.

O Buda, que não usava a palavra "meditação", falava em "desenvolvimento mental" de maneira semelhante. Sua versão de uma atenção boa o suficiente (ou seja, mindfulness) veio como consequência de sua interação com Sujata. Em vez de se forçar à submissão, como vinha fazendo em seus três anos de ascetismo, mudou sua relação com sua turbulência interior, adotando uma atitude mais compassiva. O efeito foi incrível. Sua mente desabrochou plenamente, como se fosse um lótus que há muito carecesse de nutrição.

Na próxima série de sessões, você vai me ver improvisando as diversas formas como a agressão se manifesta na vida dos pacientes. No fundo da minha mente, como fica claro em muitas das minhas reflexões aqui inseridas, estavam os esforços de Winnicott para pintar a agressão como uma força que pode ser aproveitada para o desenvolvimento pessoal. Reconfigurar a raiva é um processo misterioso, que não pode ser descrito com facilidade, mas é algo que um terapeuta, como amigo espiritual, pode ajudar a tornar possível. Como estas sessões confirmam, quando um relacionamento terapêutico estabelece uma confiança suficiente, existe uma chance de liberar e ser liberado de rancores que já não servem a um propósito razoável. O caminho que esbocei – enfrentar o apego, estar atento e reconhecer os insights que a autorreflexáo possibilita – conduz a um confronto com a violência interior de cada pessoa.

O que me leva de volta para a lembrança do Buda sentado debaixo do jambeiro, para a lembrança da alegria que foi a base para sua autoanálise. Ao longo de diversos anos, historicamente falando, a narrativa dessa lembrança foi se transformando aos poucos. Como muitas vezes acontece com os contos míticos, foi embelezada com elementos novos e intrigantes. Sob muitos aspectos, esses elementos eram reflexo dos contínuos desdobramentos do pensamento budista. O budismo inicial era vulnerável ao dualismo comum à maneira que a maioria de nós ainda pensa. Emoções perturbadoras, como raiva e luxúria, eram descritas como nocivas, e as benignas, como compaixáo e empatia, eram veneradas como saudáveis. A iluminação vinha quando as forças trevosas eram eliminadas, e o nirvana era visto como uma libertação definitiva desse mundo contaminado. Trevas/luz, bom/ruim, saudável/nocivo, materialista/idealista, adorável/odioso, saudável/ insalubre: o mundo era dividido em forças diametralmente opostas.

No budismo posterior, a ênfase na libertação individual da existência tóxica deu lugar a um impulso para a liberdade universal. Seres iluminados, em vez de escaparem para um nirvana, que seria fora desse mundo, deveriam permanecer aqui para trabalhar abnegadamente em benefício dos outros. Já não se acreditava na existência do nirvana à parte da esfera do sofrimento cotidiano. Ele está bem aqui, neste momento, invisível para a maioria de nós, mas sempre à espreita de dentro das sombras, pronto para se revelar quando as condições forem adequadas. Embora a prática básica do budismo inicial fosse a eliminação de emoções perturbadoras, para permitir que um insight penetrasse na natureza construída do self, o budismo posterior deu cada vez mais crédito às possibilidades de transformação – e não de eliminação – da vida emocional. Séculos depois, essa abordagem foi retomada por John Cage, cuja orientação consistia em se abrir para todos os sons do mundo, tanto os que achamos harmoniosos como os que náo nos agradam. Seu método, como o dos budistas posteriores, era um desafio direto à visão dualista, liberando a agressão e as outras emoções perturbadoras para se tornarem aliadas na busca da iluminação.

Em versões posteriores da lembrança do Buda, um reconhecimento da violência faz parte da história tanto quanto a lembrança da sua alegria. Em vez de estar sentado sozinho à sombra fresca do jambeiro, enquanto o pai cultivava o campo à distância, dizem que o jovem Buda, aos 7 anos, foi deixado pelas babás para assistir ao festival anual de aração da corte real, em que seu pai, agora retratado como um rei, era o participante principal. Para a maioria dos presentes, o festival era um acontecimento divertido, destinado a reafirmar a autoridade do rei sobre a terra e seus habitantes. As serviçais do jovem Buda estavam animadas com aquilo e afastaram-se às escondidas para ficar mais perto das festividades, abandonando-o temporariamente debaixo do jambeiro.

Mas o menino não estava encantado com as comemorações à sua frente. Em vez disso, concentrou-se na destruição de insetos e minhocas que surgiram com os arados, no mato arrasado, e nos ovos mutilados de insetos que eles produziram. Uma "tristeza estranha"[56] aflorou nele ao ver a carnificina, e o garoto, absorvido pelo sofrimento à sua frente, foi tomado por aquele sentimento. Durante várias horas, enquanto o festival acontecia, o futuro Buda perdeu-se em devaneios, com uma empatia tão forte pelas criaturas sofredoras que ficou tomado por aquilo. Foi esse confronto com a destruição que o impeliu para a absorção que, mais tarde, ele lembrou como "alegre".

Nesta versão da história, dizem que até o mundo natural reconheceu a força do seu coração e jurou mantê-lo protegido. Conforme o Sol moveu-se pelo céu, a sombra do jambeiro permaneceu parada sobre a cabeça do menino, a terra segurando-o em seu abraço fresco e tranquilizador. Nesta versão, sua lembrança de infância funciona como um precursor direto da reconfiguração ao Buda adulto de sua agressão. Vendo seu ódio a si mesmo como outra versão da profanação das criaturas da terra pelos arados, o Buda voltou-se para a compaixão. Desprendeu sua agressão de seu objetivo costumeiro e permitiu que ela energizasse sua autoanálise.

Que maravilha conseguir chegar a isso na terapia!

Em um livro intrigante chamado *Bring me the Rhinoceros: And Other Zen Koans That Will Save Your Life* [Traga-me o rinoceronte e outros *koans* zen que salvarão a sua vida], John Tarrant, um professor ocidental de zen e psicoterapeuta, define sete qualidades que explicam como o zen-budismo usa *koans* para conseguir esse tipo de conquista. Os *koans* são enigmas para os quais não há respostas racionais. Datadas das origens do zen-budismo na China, milhares de anos depois da época do Buda e integradas à tradição zen do Japão, essas perguntas – como o famoso "Qual é o som de uma mão?", de Hakuin – têm sido usadas por séculos como veículo de transformação mental e emocional. Tarrant descreve suas propriedades especiais de cura da seguinte maneira:

> Os koans mostram que você pode depender de movimentos criativos.
> Os koans encorajam dúvida e curiosidade.
> Os koans acreditam na incerteza como um caminho para a felicidade.
> Os koans abalarão seus motivos e suas explicações.
> Os koans levam-no a ver a vida como divertida, e não trágica.
> Os koans mudarão sua ideia de quem você é, e isto exigirá coragem.
> Os koans revelam uma benevolência escondida na vida.[57]

Não por acaso os sete princípios de Tarrant poderiam descrever, igualmente, o que o budismo traz à prática da psicoterapia. Uma boa terapia, assim como um *koan* inspirador, encontra maneiras de contornar a nós mesmos, sem nos deixar cair no abismo da insegurança, para descobrir e manter uma inteligência e uma criatividade que alimentam quem temos, de maneira única, a capacidade de ser. Tarrant pinta uma imagem vívida de como isso pode ser desafiador. Em uma das minhas passagens preferidas, coloca a coisa da seguinte maneira:

> Se você estiver acostumado a morar num cômodo pequeno e de repente descobrir uma enorme campina, pode se

sentir inseguro. Todos pensam que desejam felicidade, mas é possível que não. Talvez prefiram manter suas histórias sobre quem são e sobre o que é impossível. A felicidade não é um acréscimo ao que você já é; ela exige que você se torne uma pessoa diferente daquela que partiu em sua busca.[58]

As pessoas não mudam facilmente. Com que frequência alguém sai da terapia diferente de como entrou? A tradição zen é muito sóbria quanto a isso. Originalmente, a palavra *koan* significava "caso público", e compêndios famosos desses "casos públicos" relatam gerações de praticantes esforçando-se para se superar o bastante a fim de mudar a percepção de quem eram. Sob esse aspecto, os *koans* são semelhantes aos "casos públicos" documentados neste livro. A própria terapia é como um *koan*. Ela muda mentes, gerando qualidades desconhecidas que, mesmo assim, são intrínsecas à nossa natureza.

As sessões das páginas seguintes ocorreram na última estação do meu projeto, já no fim e, sem que eu soubesse, justo antes do aparecimento da Covid-19. Embora, assim como as outras neste livro, tenham sido escolhidas semana a semana, refletem minha crescente confiança na capacidade da terapia de funcionar como os *koans* de antigamente. Meus pacientes ansiavam por mudança, ao mesmo tempo que resistiam a ela com tenacidade, com frequência trazendo sua agressão não trabalhada para as sessões. E eu precisava ser provocador sem ser desagradável, brincalhão sem ser insensível, e prestativo sem me tornar intrusivo. Como os poetas zen de antigamente, que faziam o possível para comunicar uma sensibilidade budista por meio de seus versos evocativos, a terapia pode nos ajudar a viver mais plenamente no mundo, como criaturas em contato com nossa humanidade. Um haicai que me guiou por esta época vem de Bashō, o mais famoso poeta japonês do período Edo do século XVII.

Lua outonal,
Espumas de maré
Até junto ao portão.[59]

Duvido que eu tenha uma compreensão muito profunda do imaginário de Bashō. Acho que, talvez, ele esteja falando da proximidade da morte, mas para mim, a lua outonal representa a mente que conseguiu escoar seu manancial de agressão, afastando-se do egocentrismo em direção à iluminação. A espuma de maré até o portão é como esse potencial libertado quebrando suas águas na beirada da nossa personalidade. Ressaltar esse potencial, enquanto se observa alguém alcançar seu próprio entendimento disso, é uma alegria em si mesma.

AGRESSÃO

Um monge perguntou: "O Segundo Patriarca cortou fora seu braço. Que tipo de ato é este?".
O mestre respondeu: "Ele estava jogando toda a sua identidade nisso".
O monge replicou: "A oferenda foi feita para quem?".
O mestre disse: "A oferenda foi feita para quem viesse".

CHAO-CHOU, "Recorded Savings", #296[60]

Shirley

25/9/2019, 9h

Shirley é uma empresária de 53 anos, com filhos crescidos, divorciada há quatro anos. Eu a atendi poucas vezes, e estou começando a conhecê-la. É intensa, sincera e simpática, jogadora de futebol na faculdade, de origem modesta que progrediu e acha a meditação útil para lidar com o estresse. Pelas nossas sessões anteriores, já sei que a separação tem sido sofrida. Ela pediu o divórcio por causa de uma decepção crescente com o casamento, mas está claro para mim que seu marido foi surpreendido pela sua decisão de deixá-lo. Ela tentou ser justa com ele nas negociações – ela era a principal provedora na família – e esperava, ingenuamente a meu ver, que ambos conseguissem ficar em paz.

Nesta manhã, Shirley expressa seu desapontamento consigo mesma. Na semana passada, seu ex pediu revisão do acordo financeiro entre eles, pleiteando um grande aumento da pensão alimentícia. Até falar com seu advogado mais tarde, Shirley não conseguia controlar a agitação provocada por essa notícia. Seus pensamentos saíram do controle, e seu sistema nervoso travou.

– Eu não devia ter ficado tão abalada – ela diz. – Devia conseguir me acalmar.

Shirley está perplexa com duas coisas. Por que ela tinha ficado tão aflita, e por que foi preciso a segurança do seu advogado para se acalmar? A esta altura, ela não deveria ter mais autocontrole? Seu advogado contou-lhe que é raro algo desse tipo dar em alguma coisa, que seu ex terá que demonstrar dificuldades financeiras para reabrir o caso. *Eu realmente só estou preocupada por causa do dinheiro?*, ela se pergunta. *Não combina comigo. O que estaria havendo?*

Minha contribuição é ressaltar, não pela primeira vez, que agora seu ex a detesta. A decisão de deixá-lo foi fria e racional. Shirley não estava feliz no casamento e, quando se viu daqui a vinte anos, percebeu que aquilo só ia piorar. Decidiu acabar com tudo de vez. Mas, ao menos pelo que imagino, seu ex sentiu-se traído, como era de se esperar. Que outro recurso ele tinha para expor seus sentimentos se não brigar em juízo? Shirley está incomodada, e até intolerante, com sua reação à fúria dele. Anseia por entendimento ou, no mínimo, por aceitação. Desconfio que ela até queira ser perdoada. E ela não gosta de pensar que os sentimentos do seu ex ainda consigam afetá-la.

– Ele é o pai dos seus filhos – lembro-lhe. Ela parece um pouco chocada. – Durante 25 anos, foi a pessoa mais importante na sua vida – digo. – É claro que para você faz diferença o que ele pensa a seu respeito.

No fundo da minha mente está Winnicott: "Ódio na contratransferência", o ensaio sobre raiva na terapia e no cuidado das crianças. Winnicott diz que, para lidar com a raiva de outra pessoa, temos que conseguir lidar com a nossa. Ele fala sobre o amor implacável que os bebês têm pela mãe, a maneira como demandam sem se importar com os sentimentos dela, e as dificuldades que pai e mãe vão ter se estiverem sempre tentando ser agradáveis. Winnicott propõe que o amor de uma mãe naturalmente superará seu ódio reativo, mas não se ela estiver em negação sobre a variedade de sentimentos que as exigências de sua criança provocam. Winnicott estende isso à dupla terapêutica. Os pacientes podem ser difíceis e frustrantes, e exigir mais do que até o melhor terapeuta pode proporcionar. Um terapeuta incapaz de aceitar seus próprios sentimentos não conseguirá ser útil quando esse cenário se apresentar.

Imagino que exista algo parecido acontecendo com Shirley. Ela não quer ser considerada responsável por trair o ex, mas não está disposta a considerar que a raiva dele é justificada.

– Ele vai te odiar para sempre – digo. Tento explicar algo que aprendi com a meditação. – Se você abrir espaço para a sua própria raiva, ela vai se resolver sozinha.

Shirley não entende de imediato o que estou falando, mas conversamos a respeito por um tempo. Quero que ela perceba algumas coisas. Ela magoou seu ex mais do que quer reconhecer. Esse é o preço da sua liberdade. Além disso, ela se incomoda com as reações dele mais do que quer. E no meio das acusações que ele faz, sua própria raiva defensiva, e em última análise impotente, deixa-a muito incomodada. Não tem como ela fazer com que o ex veja as coisas do seu jeito, mas também não encontra boas alternativas.

Enquanto conversamos, Shirley começa a perceber aonde quero chegar. Ela lembra como está lidando com a meditação:

– Fico muito focada em observar minha respiração, com a exclusão de tudo mais – ela diz. – E quando não dá certo, quando o lado emocional interfere, sinto que não estou fazendo do jeito que deveria.

Ela entende que existe outra abordagem, aquela que não tenta apagar todo o resto, na qual a meditação envolve uma lente mais ampla, na qual até emoções como a raiva podem se tornar objeto de observação meditativa. Shirley está se esforçando para ser "indiferente", palavras dela, frente às reclamações do ex-marido, mas sei que existe uma alternativa para a indiferença que é mais próxima da equanimidade com uma dose de compaixão. É claro que seu ex está furioso, e é claro que ela se sente atacada injustamente, mas, do ponto de vista emocional, ele tem razão. Assim como uma mãe tem que suportar a raiva intrínseca a ser mãe, Shirley terá que aceitar as consequências de sua decisão de se divorciar. Ansiar pela compreensão da pessoa que ela abandonou não vai levá-la a lugar algum.

* * *

Quando comecei a atender pacientes como psiquiatra, acreditava que a terapia funcionava melhor quando proporcionava uma experiência emocional corretiva para um paciente. Não era uma ideia incomum naquele tempo, e a partir de todas as minhas buscas espirituais, adotei-a com naturalidade. Com a meditação, tinha acessado uma reserva de afeto em mim mesmo e queria usá-la para ajudar outras pessoas. Em muitos casos, isso abriu a porta para um sólido relacionamento terapêutico, mas, em alguns poucos, foi um desastre.

Minha formação envolveu três anos de trabalho em um hospital psiquiátrico, com pacientes internados e ambulatoriais. Algumas pessoas sofriam de sérias doenças mentais e precisavam de medicamentos; outras precisavam de terapia sem remédios para trauma, ansiedade ou depressão. De início, vários desses pacientes responderam bem à terapia, mas com o tempo foram ficando cada vez mais exigentes. Meus limites não eram claros, e os pacientes começaram a me procurar entre as sessões, aflitos, ameaçando se machucar ou me criticando por não conseguir ajudá-los o suficiente. Fiquei humilhado, amedrontado e nervoso, e procurei meus supervisores em busca de ajuda e orientação. Quem mais me ajudou foi um psicanalista renomado chamado Otto Kernberg, na época o psiquiatra sênior no hospital onde fazia meu estágio. Ele me supervisionou por um ano e me ensinou coisas importantes sobre a raiva.

O Dr. Kernberg ajudou-me a ver algumas coisas. Em primeiro lugar, ser apenas uma presença afetiva não resolveria as coisas, pelo menos não da maneira que eu pensava ser o significado de uma presença afetiva. Em segundo lugar, os pacientes que exibiam um comportamento tão agressivo em relação a mim não estavam necessariamente cientes do quanto estavam zangados. Entendi o primeiro ponto, mas o segundo foi mais difícil. Meus pacientes se viam como desfavorecidos, por vezes se sentiam carentes. Eu também pensava neles dessa maneira e imaginava que, se lhes desse a atenção que lhes havia sido negada mais cedo na vida, eles se sentiriam melhor. O Dr. Kernberg foi generoso comigo e me ajudou a ver que, embora a privação deles pudesse ser real, aqueles pacientes tinham inúmeros conflitos internos circundando a raiva que os retinha. Ao ressaltar isso, me fez ver, sem dizer diretamente, que eu também estava empurrando a raiva para longe. Ele me ensinou o que falar. "É possível que você não perceba o quanto está zangado", sugeriu que eu dissesse. "Mas está correndo o risco de destruir o próprio apoio que lhe é mais necessário." Ao começar meu diálogo com "É possível que você não perceba", em vez de confrontar diretamente a raiva dos meus pacientes, poderia encorajá-los a refletir sobre algo que, de outro modo, eles só estavam expondo de maneira agressiva sem se dar conta. O resultado foi que minha capacidade como terapeuta melhorou expressivamente. A cordialidade sem a inteligência adequada para respaldá-la foi de pouca serventia, mas o uso da cordialidade a serviço de insights terapêuticos foi muito útil. Esta supervisão estabeleceu a base para meu subsequente envolvimento com Winnicott. Porque, assim como Kernberg, Winnicott sabia que a raiva é inevitável e não pode ser ignorada. Encará-la, mas sem ser intimidado por ela, como a maioria das mães consegue fazer com seus bebês, é o único caminho para a paz.

De certa maneira, a reação de Shirley às exigências do ex-marido lembra minhas primeiras tentativas de recorrer à compreensão para acalmar meus pacientes zangados. Não funciona! Ele ficaria zangado com ela por mais conciliatória que ela fosse durante as negociações. Sempre que ela pensava em fazer uma nova proposta de acordo, eu avisava que ele não concordaria, que ele a torturaria pelo tempo que fosse possível.

– Isso não é muito budista da sua parte, Dr. Epstein – ela respondia, mas eu discordava. Levei um tempo, mas agora estou muito lúcido sobre o quanto a raiva pode ser intratável, e essa é uma atitude muito budista.

Os pais sofrem um bocado com a raiva quando surge com os filhos que eles amam de todo o coração. Tentar fazer desaparecer a raiva de um amor rejeitado é uma receita para o desastre. Dizem que até o Buda, ao voltar para a esposa que ele havia abandonado ao partir em busca da iluminação, calou seus seguidores quando eles tentaram acalmar a raiva dela. "Ela tem o direito de estar zangada", consta que ele disse. "Deixem-na falar."

Pelo menos, esta é uma versão da história. Aquela em que escolhi acreditar.

Willa

27/9/2019, 16h

— Pensei muito na nossa última sessão — Willa me diz quando recomeçamos. Custo um pouco para ter os detalhes de volta à minha mente, mas eles vêm como gotas de chuva numa tempestade repentina. O zero à esquerda e a descoberta do seu amor latente pelo pai.

— A questão que sempre me atormentava era "O que há de errado comigo?" — ela continua. Willa conta que no ensino médio as pessoas sempre diziam que ela poderia fazer o papel de Ofélia, em *Hamlet*. — Eu andava por ali parecendo meio maluca. Zonza e confusa. Mas não queria representar Ofélia. Eu odiava Ofélia. — E torna a contar sobre sentir o desprezo do pai na mesa do café da manhã, a recusa dele em encará-la. Estou chocado com sua repetição de "o que há de errado comigo" e aproveito isso.

— E se formulássemos a pergunta apenas como "O que há de errado?", em vez de "O que há de errado *comigo*?". Você sabia, mas não sabia. A realidade da situação ia além do que você poderia aguentar.

Willa concorda. As coisas estão começando a fazer sentido para ela. Sua confusão atordoada, parecida com a de Ofélia, era emblemática da dissociação comum a vítimas de abuso. Em vez de enxergar claramente o que estava errado e colocar a responsabilidade nos pais, ela permaneceu vaga, telegrafando seu sofrimento aos que estavam a sua volta, ao mesmo tempo que assumia toda a carga sozinha.

– Você precisou se fechar – digo a ela. – Precisou se proteger, mas também proteger seus pais. Você amava seu pai. O comportamento dele não fazia sentido. Como alternativa, você assumiu tudo sozinha.

* * *

Ao falar sobre a influência do zen-budismo em seu enfoque na arte e na música, John Cage fazia uma observação muito interessante. Pensei muito nisso quando conversei com Willa, porque seu ponto de vista se aplica à terapia, tanto quanto à arte e à música. Cage falava de maneira cândida sobre como sua vida pessoal e profissional era confusa quando rapaz. Não sei se ele tinha o mesmo nível de sofrimento e perturbação de Willa, mas claramente não era feliz. Contudo, através do estudo do budismo, ele se tornou menos confuso, mudando seu enfoque do trabalho e dele mesmo.

> Eu não via a arte como algo que consistisse em uma comunicação do artista para um público, mas mais como uma atividade de sons, em que o artista encontrava uma maneira de deixar os sons serem eles mesmos. E ao serem eles mesmos, abrir a mente das pessoas que os produziam ou os escutavam para outras possibilidades além das que haviam considerado previamente. Ampliar a experiência dessas pessoas, em especial solapar a formulação de julgamentos de valor.[61]

Acho que foi esta última frase sobre solapar a formulação de julgamentos de valor que, na época, pareceu tão relevante. Como consequência de seu confuso relacionamento com o pai, Willa estava cheia de julgamentos de valor, e eram todos autodirigidos. Algo estava errado *com ela*. *Ela* era um zero à esquerda. Sua agressão era voltada para si mesma e se manifestava como desnorteamento e vergonha. Trabalhamos muito bem neste último ano para afrouxar essas convicções, e agora a terapia estava funcionando ao estilo Cage. Estimulada por nossas conversas, Willa estava achando possível deixar seus pensamentos recorrentes – seus sons – serem eles mesmos, sem se apegar a eles de imediato. Havia outras possibilidades a serem consideradas, outras dimensões a explorar, um relaxamento da convicção – e da agressão – que tinha consequências imprevistas. Agora, Willa podia refletir sobre seus pensamentos, e não ser tomada por eles, e abriu-se espaço para novos sentimentos surpreendentes. O amor desamparado que havia emergido em sua transferência positiva para mim veio, em seguida, a incluir seu pai gravemente imperfeito. Inocência após experiência, de fato.

Com frequência perguntavam a Cage se sua abordagem revolucionária desvalorizava o estudo do músico virtuoso. Se todos são músicos, se todo ruído é musical, o que dizer da grande tradição da consagrada composição musical? Obviamente, essa questão também poderia ser aplicada à terapia. Se a terapia funciona melhor como um *koan*, um terapeuta formado em análise clássica tem alguma serventia? Mas Cage também tinha uma resposta para isso:

> Isto não faz com que o virtuoso não seja um músico. Ele continua o mesmo músico, mas as outras pessoas sem formação também podem se tornar músicos. Acho que isso acontece colocando o centro em toda parte, em todas as pessoas, estejam elas compondo ou escutando, e mais ainda colocando o centro nos próprios sons. De modo que então aconteça uma interpenetração de centros ilimitados. Isso é fundamental no budismo.[62]

Essa interpenetração de centros ilimitados também é relevante na psicoterapia. Em vez de o terapeuta ser o compositor ou uma figura de autoridade e o paciente, o ouvinte dependente, a terapia pode ser um ambiente em que o centro é colocado em toda parte. Assim sendo, experiências traumáticas, como as sofridas por Willa, podem revelar-se à sua própria maneira. Podem aflorar e ser vistas pelo que são, e não ficarem à espreita enquanto a vergonha que criaram assume o palco central.

Em vez de reter e isolar a vítima numa sensação perpétua de isolamento e confusão, a interpenetração de centros relacionais – que os terapeutas de trauma, com frequência, chamam simplesmente de "lar relacional" – permite que o trauma saia de seu estado paralisado e volte para o calor do tempo. Como Bashō disse em seu haicai sobre a lua outonal: "Espumas de maré até junto ao portão".

Steve

3/10/2019, 9h30

Steve, 50 anos e divorciado duas vezes, anda pensando no motivo de não ter um relacionamento há mais de uma década. Quando era mais moço, namorou inúmeras mulheres. Não é que não esteja interessado; está sempre de olho em mulheres na rua, em saídas com os amigos e no metrô, mas faz muito tempo que não sai de verdade com alguém. Ele me conta sobre uma mulher que mora no seu prédio, com quem fez amizade ao longo dos anos. Ela é atraente, recém-divorciada, mãe de dois filhos crescidos. Jantou com ela outra noite, como amigo e vizinho. Não foi um jantar romântico, mas poderia ter sido um prelúdio para um namoro; no entanto, Steve ficou desanimado e amargo na sequência do jantar. Sua vizinha havia falado sobre o filho, um músico talentoso que mora em Providence, no estado de Rhode Island. Steve tinha ouvido seu trabalho e o rapaz era muito competente. Mas estava ficando cansado da vida de músico e não sabia ao certo o que faria a seguir. Mesmo a vizinha de Steve nunca tinha achado um trabalho significativo para si mesma. Criara os filhos e se dedicara ao casamento, mas agora se encontrava sozinha e sem foco. Sentia-se ansiosa em relação ao filho, mas Steve tinha certeza de que grande parte de sua acentuada inquietação era, na verdade, em relação à sua própria situação. Os problemas do filho espelhavam suas questões profissionais, e ela estava preocupada.

– Não quero chegar em casa toda noite e encontrar um clima desses – ele admite, e qualquer ideia de prosseguir no relacionamento se desfez.

De início, contesto suas conclusões:

– A maioria das pessoas não encontra um trabalho significativo. Ela podia estar preocupada com o filho, sem que indicasse algo de errado com ela.

Mas a questão não é realmente essa, e logo entramos numa discussão mais profunda. Em seus relacionamentos, Steve sempre buscava perfeição e, quando havia algo de errado com a pessoa com quem ele estava, ficava obcecado com isso. O resultado foi o fracasso dos seus casamentos. Steve tinha muita segurança em suas percepções e deduzia que, como tinha identificado o problema, sua companheira iria querer resolvê-lo. Nunca teve muita tolerância para o fato de nem sempre elas concordarem com ele. Tento conversar sobre isso, usando o tal jantar como ponto de partida.

– Todo mundo tem suas falhas, entende? Você percebe isso e na mesma hora fica crítico. Existem outras reações possíveis. Confrontar as pessoas com seus defeitos não é exatamente um caminho para o sucesso.

Steve fica indignado. Se existe um problema, não deveríamos lidar com ele?

– As pessoas não estão tão loucas para mudar – contraponho. – Que tal reagir com compaixão? Ou perdão?

Em geral, evito usar a palavra "compaixão". Sinto que, ao menos nos círculos espirituais, a palavra está desgastada e começa a perder seu significado. Prefiro empatia, simpatia, consideração ou generosidade, ainda mais quando falo sobre relacionamentos interpessoais. Às vezes, compaixão pode implicar se sentir desolado – a uma distância segura – por aqueles que estejam sofrendo, de uma maneira que deixa a pessoa compassiva livre. Ao sentir compaixão, elas se asseguram de que são boas pessoas, sem precisar fazer nada a respeito. Mas neste caso uso a palavra deliberadamente. Steve está tão seguro de si mesmo que não tem paciência para quem não concorda com suas exigências implícitas de mudança. Fica genuinamente surpreso com essa alteração no rumo na conversa.

– Qual é a diferença entre o que eu faço e o que você faz? – ele pergunta. Está falando de mim como terapeuta, elogiando-me de certa maneira. Assim como ele, percebo o que há de errado com as pessoas. Assim como ele, posso ver seus defeitos.

– Não estou tentando mudar ninguém – respondo com um sorriso.

Steve entende a graça e a verdade subjacente.

– É por isso que ainda estou aqui. Ainda com os mesmos problemas – ele diz com uma risada. É uma alfinetada, mas carinhosa. Acho que detecto um indício de entrega. Há anos ele frequenta o meu consultório.

– É a chave para manter longos relacionamentos – digo com um sorriso, enquanto me levanto para indicar o fim da sessão.

* * *

Em um dos seus ensaios mais importantes, "O desenvolvimento da capacidade de se preocupar", escrito em 1963, já no final da vida, Winnicott explicou como é importante ajudar os pacientes a explorar as maneiras com que a raiva os mantém sob seu feitiço. Ele deixou claro que a preocupação com os outros depende da capacidade de percebê-los como pessoas completas em si, e não como alguém para servir às necessidades de outrem. Assim como John Cage, Winnicott vislumbrou um tempo em que a interpenetração de centros ilimitados torna-se uma realidade efetiva, mas deixou claro como é difícil chegar a esse ponto. Um bebê, por exemplo, não sente a mãe como alguém que tenha seu próprio centro, pelo menos por um tempo. Ele também ainda não percebe seu próprio centro. As necessidades instintivas do bebê ainda não estão separadas de suas necessidades emocionais, e, sob o ponto de vista da mãe, o bebê parece um pacote explosivo bem embalado de exigências inegociáveis.

A palavra preferida de Winnicott era "implacável". Um bebê vivencia o material bruto de impulsos eróticos e agressivos ao mesmo tempo e o dirige implacavelmente para a mãe. Quer comida, acolhimento, consolo, entusiasmo, contato e estímulo, e quer tudo isso agora, sem considerar os sentimentos maternos. Winnicott disse, para fins de seu argumento, que uma mãe nessa situação precisa ser duas coisas diferentes: por um lado, a "mãe-objeto", que tem as condições para satisfazer as necessidades urgentes da criança com o corpo, o seio ou a mamadeira; por outro, a "mãe-ambiente", que observa, manuseia e controla ativamente a situação emocional, de uma maneira que nós, budistas, poderíamos considerar atenta.

> Nesta linguagem é a mãe-ambiente que recebe tudo o que pode ser chamado de afeto e coexistência sensual; é a mãe-objeto que se torna o alvo de experiências excitantes, respaldadas pela tensão crua do instinto. Minha tese é que a preocupação surge na vida do bebê como uma experiência altamente sofisticada na junção, na mente da criança, da mãe-objeto com a mãe-ambiente.[63]

Aos poucos, o bebê aprende que nem sempre pode conseguir as coisas exatamente como quer, que a mãe não é perfeita, que vai fazê-lo esperar, falhar com ele, e que a raiva frustrada ou desapontada que sente de sua mãe é justificada e tolerável. Mas a mãe boa o suficiente, sob o ponto de vista de Winnicott, a mãe-ambiente, não decepcionará seu bebê com demasiada precipitação. Vai dizer muito gradualmente que quando basta, basta; desapontará sua criança devagar, não a deixará esperar além do ponto de se acalmar sozinha, de modo que a criança comece a ver que a pessoa que inevitavelmente a desaponta é a mesma de quem tanto precisa. Esta é a base, no que concerne ao bebê, do que Winnicott chamou de a capacidade de se preocupar, de considerar o outro. Vale a pena suportar algum desapontamento porque a criança sabe que o pai ou a mãe logo estará ali e merece alguma empatia. Esse ciclo de ruptura e reparação é característico de todos os tipos de relacionamentos íntimos.

Os pacientes que atendi, supervisionado pelo Dr. Kernberg, estavam, com frequência, travados em um dos lugares descritos com tanta maestria por Winnicott. Eram incansáveis na busca da "mãe-objeto", exigindo que suas necessidades fossem atendidas acima de tudo, até a ponto de destruir a relação terapêutica. Não haviam integrado a "mãe-ambiente" em suas psiques, e ainda não tinham encontrado a capacidade para se preocupar que os ajudaria a lidar com a própria violência interna, enquanto mantinham a intimidade que tanto desejavam.

À primeira vista, Steve não se parecia com os jovens pacientes da época em que o Dr. Kernberg me ajudou, mas mesmo assim seus problemas assemelhavam-se com os deles. Em conversas posteriores, voltamos para a sua infância e, especificamente, para seu relacionamento com a mãe, que poderia ser mais bem descrito como provocativo. A mãe de Steve era uma mulher autocentrada que gostava de flertar, insistindo o tempo todo em estar certa. Quando o menino Steve tentava afirmar o próprio ponto de vista, era sempre desconsiderado. Sua mãe era uma figura envolvente, o centro da casa, que mimava Steve desde que ele não a questionasse, e que o ignorava quando ele o fazia. Poderíamos dizer que ela estava ali como uma "mãe-objeto", mas errática como uma "mãe-ambiente", o que criou um grande problema para ele. Não havia espaço para integrar sua raiva nesse relacionamento, nenhuma possibilidade de a mãe de Steve vir a admitir um erro, e nenhum reconhecimento do ponto de vista independente dele. O "toma lá, dá cá" natural em um relacionamento mãe e filho, em que os dois ficam desapontados um com o outro, mas aprendem a tolerar, a perdoar, no caminho para se tornarem centros interpenetrantes, nunca aconteceu.

Dá para ver que Steve jamais teve chance de trabalhar produtivamente a própria agressão. Foi como se não tivesse tido orientação nas decepções inevitáveis de seu começo de vida. É muito provável que sua mãe tenha se deliciado com ele enquanto bebê, mas o afastado quando se tornou problemático. Ele foi deixado em compasso de espera. A necessidade que tinha da mãe forçou-o a ser cúmplice do egocentrismo dela, mas a necessidade de se afastar em segurança complicou-se pela solidão que sentia ao se ver sozinho com a própria raiva. Pareceu ser isso o que ele estava desenvolvendo em seus relacionamentos íntimos. Steve valorizava a intimidade, mas tinha muita dificuldade em lidar com as decepções. Quando as coisas ficavam imperfeitas, ele atacava sem piedade, como que compensando o tempo perdido. A raiva como uma parte natural de relacionamentos íntimos não cabia no mundo de Steve. Ele sempre tinha que vencer.

Winnicott sugeriu que a terapia pode fazer diferença em situações como a de Steve, e de certa maneira o comentário que fiz a ele no final da sessão, sobre a tolerância ser a chave para manter longos relacionamentos, estava de acordo com este ponto de vista:

> Nas psicanálises bem-sucedidas, o que fazemos limita-se a destravar resistências de desenvolvimento e liberar processos de desenvolvimento e tendências herdadas por cada paciente. De maneira peculiar, podemos realmente alterar o passado do paciente, de modo que aquele cujo desenvolvimento maternal não tenha sido bom o suficiente possa se transformar em uma pessoa que teve um ambiente facilitador bom o suficiente, e cujo crescimento pessoal ocorreu, embora tarde. Quando isso se dá, o analista ganha uma recompensa que nada tem a ver com gratidão e é muito parecida com a que um pai ou uma mãe recebe quando uma criança ganha autonomia. No contexto de um apoio e um manejo bons o suficiente, agora o novo indivíduo passa a perceber um pouco do seu potencial. De certo modo, em silêncio transmitimos credibilidade, e o paciente reage com o crescimento que poderia ter ocorrido nos primeiríssimos estágios no contexto do cuidado humano.[64]

Será que algum destravamento ocorreu nos anos em que Steve esteve em terapia comigo? Teremos liberado alguns processos de desenvolvimento ou de tendências herdadas? Steve ficou muito tempo comigo. Sei que ele valoriza a minha credibilidade e, embora sua capacidade para se preocupar possa não estar pronta para amplo uso, algumas folhas e brotos começam a despontar.

Hunter

10/10/2019, 16h30

Nesta semana, Hunter, 50 anos, pai de dois filhos, teve um dia decepcionante no trabalho, ou melhor, uma série de dias. Sentindo-se deprimido, voltou-se para a esposa em busca de "atenção e conforto", mas notou que ela se afastava. Isso o afetou e, sentindo-se magoado, Steve começou a se irritar. A esposa, percebendo sua raiva, ficou ainda mais recolhida, provocando-o ainda mais. Era um ciclo familiar para esse casal, e não precisei sondar muito para que Hunter dissesse diretamente que, na verdade, "a atenção e o conforto" que ele procurava era sexo.

Embora simpático à situação de Hunter, entendo que a esposa dele pode ter sentido seu desejo sexual como uma exigência, e não como uma proposta. Descrevo a ele a impressão que tenho:

– Quando ela se afasta ou não reage da maneira que você quer, você se sente rejeitado e abandonado, como se tudo tivesse acabado, como se ela nunca fosse lhe dar o que quer. Você exagera o sentimento temporário e o torna absoluto, e então tudo passa a ser uma catástrofe.

Existem variações dessa dinâmica em inúmeros relacionamentos, e às vezes incentivo a pessoa na situação da esposa de Hunter a ser mais flexível e se empenhar na adaptação às necessidades do parceiro ou da parceira. Mas neste caso não acho que seja a atitude certa. Existe algo a mais na reclamação de Hunter, e existe um perigo de que sua esposa possa se voltar contra si mesma, permitindo o desgaste de seu amor por ele.

Hunter também percebe isso e, embora um tanto na defensiva quando toco no assunto, está disposto a conversar a respeito. Explico que a necessidade de atenção e conforto tem suas raízes infantis nos primeiros anos de vida, quando a zona primária erotogênica é a boca, e o bebê depende completamente dos seus cuidadores para que o segurem, alimentem, acalmem, tranquilizem e lhe proporcionem uma gratificação instintiva. Conforme a criança amadurece e descobre suas sensações genitais, a zona erotogênica primária muda para os genitais, e com frequência dá-se a descoberta da masturbação. Essa mudança é importante para o desenvolvimento emocional, uma vez que sinaliza progresso para se tornar um indivíduo que é, no mínimo parcialmente, capaz de se cuidar. No entanto, a maioria das pessoas continua a ter o que são chamadas de necessidades "orais" para conforto e segurança, mas às vezes elas são mascaradas como sexuais e são expressadas mais como exigências irritadas do que pedidos respeitosos.

Hunter fica muito soturno enquanto falo. Enfim diz, com tristeza, que isso está no cerne de suas dificuldades conjugais, mas a única solução razoável que consegue entrever é a esposa se adaptar com mais disposição às suas necessidades. Concordo com ele que este seja um problema central, mas paira a possibilidade de que isso também seja responsabilidade dele e não apenas dela. Ele se lembra de quando era adolescente, com a mãe prestes a morrer, e foi forçado a lidar com a perda:

– Eu aguentei – ele diz.

– Mas agora é diferente. Nesta situação, você tem escolha. Cabe a você decidir como reagir. Sua esposa não está morta, ela está se afastando da sua exigência.

Sugiro que, às vezes, quando um adulto encontra alguém que intervém e tenta ser o pai ou a mãe que o outro não teve, confortando-o da maneira que sempre desejou, pode parecer muito enjoativo. As gratificações que eram apropriadas para um bebê já não são, de fato, tão agradáveis quando conquistadas na vida adulta. Hunter sabe do que estou falando. Ele realmente valoriza a independência da esposa, sua recusa em viver totalmente à volta dele. Ele se lembra de uma antiga namorada que fez biscoitos de chocolate como uma surpresa para ele. Aquilo foi um tiro n'água, maternal demais, não era o que ele estava buscando. Lembro a ele que num casamento pode haver demasiada pressão para que um seja tudo para o outro. Todos nós fracassamos.

Mas a história de Hunter não termina aí.

– Vocês fizeram as pazes? – pergunto.

Hunter faz um resumo.

– Ela perguntou "Você está zangado comigo?". Respondi que estava. Ela pediu desculpas. Eu disse: "A coisa não se resolve tão fácil só porque você pediu desculpas". Depois disso, a gente se afastou e ficou uma distância entre nós, mas não terrível. Dias depois, ela veio ao meu escritório em casa, enquanto estava trabalhando. "Quer fazer sexo?", ela perguntou. "Quero", respondi.

Quando Hunter olha para mim, seus olhos têm um brilho bonito. Uma mistura de vitória e alívio, acho.

* * *

A luta de Hunter por exigência e apego assemelha-se a muitos casos descritos na primeira parte deste livro. Às vezes, é expressa puramente em termos sexuais, como pareceu ser o caso aqui; às vezes, como necessidade de conforto, atenção, proximidade ou vínculo; e às vezes como ciúme, inveja ou uma necessidade avassaladora de controlar o comportamento do outro. Quando as exigências são extremas, as coisas podem se tornar abusivas com muita facilidade, e quando o apego é extremo, esses relacionamentos podem se tornar claustrofóbicos. Mas em geral tais dinâmicas operam também em relacionamentos mais saudáveis, sem que as pessoas entendam o que as está motivando. Ao falar com Hunter sobre o estágio oral, quis lhe dar uma percepção que me tem sido muito útil na vida. Muitos casais deparam-se com problemas quando um ou os dois parceiros tentam resolver suas necessidades orais insatisfeitas (de nutrição, acolhimento, tranquilidade, atenção ou conforto) através do que acaba sendo uma espécie de extorsão. Apenas reconhecendo essa tendência em si mesma é que a pessoa pode assumir responsabilidade por ela, e não simplesmente impor o problema ao parceiro ou à parceira. É uma daquelas resistências de desenvolvimento da qual a terapia pode nos desatrelar, em que uma forma primitiva de raiva não trabalhada sobreviveu até a idade adulta e ameaça destruir aquela que a pessoa de fato valoriza.

A meditação está em uma posição singular para ajudar as pessoas a lidar com necessidades orais insatisfeitas, porque pode funcionar como um objeto transicional. Os objetos transicionais passam a ser importantes quando as crianças pequenas começam a ter consciência da própria separatividade. Um cobertor especial, um ursinho de pelúcia, ou algum bichinho de pano torna-se um veículo para percorrer o vaivém essencial quando uma criança emerge de uma profunda dependência e começa a atuar como uma pessoa própria. Um objeto transicional tem a qualidade peculiar de ser as duas coisas: "eu" e "não eu". É um elo com os pais e um elo com o self, com status único e liminar. Ele tem um papel especial, reconhecido por pais "bons o suficiente", de ajudar as crianças a compensar a solidão inevitável que vem com o despertar da autoconsciência.

> Existe uma ampla variação a ser descoberta em uma sequência de eventos que começa com as atividades de "punho na boca" de um recém-nascido e acaba levando a uma ligação com um ursinho, uma boneca, um brinquedo macio, ou um brinquedo duro [...][65]
> Introduzi os termos "objetos transicionais" e "fenômenos transicionais" para designar a área intermediária de experiência, entre o polegar e o ursinho de pelúcia, entre o erotismo oral e a verdadeira relação objetal [...] entre inconsciência básica da dívida e o reconhecimento da dívida [...]
> [...] estou aqui reivindicando um estado intermediário entre a incapacidade de um bebê e sua crescente capacidade de reconhecer e aceitar a realidade.

Quando o Dr. Benson criou a expressão "resposta de relaxamento", estava sinalizando os benefícios calmantes da meditação, conhecidos de longa data por seus adeptos. Olhando de fora, usando as ferramentas da medicina moderna para documentá-los, os sinais de relaxamento vieram sob a forma de uma redução nos batimentos cardíacos, no consumo de oxigênio e na pressão sanguínea. Mas o que poderia estar acontecendo na mente de uma pessoa quando ela se coloca num estado contemplativo? Sendo o Dr. Benson um cardiologista, isso não fez parte da sua pesquisa, mas do ponto de vista de um terapeuta, ou de alguém que medita, isso é muito relevante.

Winnicott propôs que a terapia tem muitas das qualidades de um objeto transicional, e que ela as usa para ajudar as pessoas a reconhecer e aceitar a realidade com o intuito de liberar a empatia da qual elas são capazes. A meu ver, a meditação faz o mesmo. Usando a respiração como foco principal (a respiração é "eu" ou "não-eu"?), a meditação proporciona um refúgio, um lugar de descanso, um ambiente acolhedor, um receptáculo ou "uma zona intermediária"[66] em que a necessidade costumeira de "manter a compostura" pode ser temporariamente posta de lado. Ao mesmo tempo, desenvolve-se uma capacidade realçada de auto-observação, de modo que a pessoa possa comprovar, sob o abrigo protetor da mindfulness, todos os anseios que normalmente estariam conduzindo suas exigências coercitivas.

Para alguém como Hunter, que era bem possível de ter feito do sexo seu objeto transicional, essa adequação poderia ser muito útil. E provavelmente levaria a mais relações conjugais íntimas, e não menos.

Jean

11/10/2019, 9h

Jean está de volta, fingindo estar tudo bem, mas não é muito convincente. Está sofrendo, e quero saber o que há. Transcorreu um ano e meio dos seus três anos de liberdade condicional, depois de ter sido advertida pelas autoridades por prescrever um opioide para um paciente antigo que havia se mudado. Um auditor inspeciona seus registros médicos periodicamente, e ela passa um bom tempo se esforçando para deixar tudo em ordem.

– Deveria estar fazendo mais – ela me diz logo de cara, sem ser nada específica sobre o que mais ela deveria estar fazendo. Imagino todo tipo de coisa antes que ela esclareça. – Estou com resistência aos registros digitais.

Tento fazer uma distinção entre o que ela precisa fazer e o que ela pensa que deveria fazer. Jean não se conformou com o que ela sente ser a injustiça da sua situação.

– É como se estivesse num retiro por três anos – proponho. – Você está vendo as coisas só como um castigo. Sabe, aqueles retiros zen onde você está na cozinha, no jardim, ou varrendo o chão. Fazer os registros digitais poderia ser algo parecido.

Jean confessa que muitas noites, depois do trabalho – ela só chega em casa depois das oito da noite, ou por aí –, ela assiste a vários episódios de seriados na TV. "Confessa" é a palavra certa; está claro que ela se sente muito julgada em relação a isso. Não abordo diretamente essa vergonha, mas pergunto se ela janta nessas noites. Ela reluta.

– Azeitonas – ela diz.

Então pergunto o que ela está assistindo. Sei que ela tem bom gosto com televisão; foi a primeira a me contar sobre *Peaky Blinders*, que agora é minha série preferida. Ela menciona dois programas dos quais nunca ouvi falar, *Velvet* (série espanhola sobre moda na década de 1950) e *Good Omens* (uma minissérie de ficção científica sobre a batalha entre o bem e o mal).

– Às vezes fico acordada até uma e meia ou duas da manhã – ela diz, com culpa.

Sei que ela espera que eu também a censure, mas me recuso

– Nossa, que coisa terrível – digo, com evidente sarcasmo. Ela me olha desconfiada.

Jean está se criticando por fazer algo inofensivo e ao mesmo tempo se revolta contra a única coisa que precisa fazer para manter sua licença médica. Proclama sua inocência em relação à prescrição do opioide, mas se declara culpada pelo excesso de tempo que passa em frente à TV. As coisas estão todas distorcidas, e faço o possível para colocá-las em ordem.

– Existe uma grande diferença entre desligar a TV porque você está cansada e desligar a TV por achar que deve – digo.

Jean tem todo o direito de ver TV quanto quiser; é seu único prazer atualmente, o único alívio à vigilância a que está submetida. Continuo falando sobre mudar a história que ela vem contando a si mesma, sobre tratar este período como um retiro (com TV!) ao qual ela precisa se conformar. O conformismo passa a ser um tema que podemos explorar. Jean é uma médica conscienciosa e experiente. É dedicada a seus pacientes e sabe que o trabalho clínico é muito mais importante e significativo do que os registros médicos digitais que lhe são exigidos. Mas neste momento, pelo próximo ano e meio, os registros médicos precisam ter prioridade. Será que ela consegue se submeter a isso com paciência? A TV poderá ser sua recompensa? Ou o senso de injustiça perpetrado contra ela a deixará ainda mais paralisada?

* * *

Esta sessão com Jean me lembra um dos princípios básicos do zen, citados no início deste capítulo: "Os *koans* abalarão seus motivos e explicações". Se tivesse simplesmente concordado com Jane sobre a injustiça que sofreu, não teria oferecido nada que ela já não pensasse sobre si mesma. Em meu papel como seu terapeuta, havia outras opções. Jean tinha motivo para se rebelar contra sua punição, para sentir vergonha de sua situação e para se julgar pelo fato de assistir à TV em excesso. Tinha razão por estar infeliz e razão por estar zangada com as autoridades pela severidade com que foi tratada. Tudo isso a bloqueava, transformando sua casa, seu consultório e sua mente em prisões das quais não conseguia escapar. A meu ver, minha função era reverter sua mente, livrá-la de todas essas explicações totalmente plausíveis que obstruíam sua visão, e por fim resgatá-la da raiva cindida que a deixava paralisada. Como John Tarrant descreve em *Bring Me the Rhinoceros*:

> Se você tiver um motivo para felicidade, então essa felicidade pode ser levada embora. A pessoa que você ama pode partir, o trabalho pode deixar de ser interessante. Se você tiver um motivo para amar a vida, o que acontece se esse motivo falhar? Com os *koans*, você descobre que a vida e o amor são tão fortes e vívidos que não podem ser explicados ou justificados. Os *koans* abrem uma felicidade que chega sem precisar de um bom motivo. Essa felicidade existe antes que os motivos tivessem surgido no universo.[67]

Não existe um bom motivo para Jean ser feliz, isso é certo. E no entanto, e no entanto... ela poderia ser. Dava para sentir. Como ajudá-la a chegar lá? O *koan* em que Tarrant baseou seu livro deu uma dica. Aqui está ele em sua totalidade:

> *Um dia, Yanguan pediu a seu assistente: "Traga-me o leque do rinoceronte".*
> *O assistente disse: "Está quebrado".*
> *Yanguan disse: "Neste caso, traga-me o rinoceronte".*[68]

Neste *koan*, o assistente de Yanguan recebe uma ordem impossível. Onde ele acharia um rinoceronte? Lutando com essa impossibilidade, ele parou de pensar e sua mente abriu-se. A dúvida e a confusão deram lugar a um espaço vazio. "Seu rinoceronte", escreve Tarrant, "era uma dúvida em relação a tudo que ele era". Jean não tinha dúvidas sobre quem ela era. Não apenas estava errada em escrever as prescrições proibidas, como nem mesmo conseguia se concentrar em seus registros médicos. Nada estava funcionando da maneira que ela esperava. O leque em sua vida estava definitivamente quebrado. Se focasse apenas no que estava quebrado, eu seria atraído para seu sofrimento, em vez de indicar a saída. Queria mais incertezas para Jean, mais daquela dúvida zen. Fosse qual fosse a conclusão que ela, agressivamente, jogasse para mim, eu lançaria de volta para ela até chegarmos a uma trégua.

O conformismo era o rinoceronte de Jean. Ele ia contra tudo que ela pensava.

Violette
15/10/2019, 12h30

Hoje, Violette exala alegria. Ela saiu da peça de teatro em que seu amigo queria que ela atuasse e começou recentemente a escrever um roteiro baseado em uma ideia que vem germinando desde a faculdade.

– Estou me sentindo muito melhor – ela diz no começo da nossa sessão, explicando o quanto a escrita a satisfaz, agora. Está fazendo algo de cunho próprio, e não interpretando palavras de outras pessoas, e parece um bom caminho. Mas ainda existe uma coisa que não parece muito certa. – As sensações que tenho quando estou mergulhada no trabalho são assustadoras. Muito intensas. Mas estou tentando.

Pergunto o que ela quer dizer com "sensações assustadoras". Ela está falando sobre a antiga ansiedade de atuar? Não parece, mas preciso ter certeza. Se não, o que é tão amedrontador no que ela está sentindo?

– Escrever me leva para longe do meu marido – Violette responde. – Na verdade, não é *quando* estou escrevendo. É bem quando estou terminando. Como se tivesse passado o tempo em algum lugar, sozinha. Isso me faz sentir culpada.

Não era o que eu esperava, embora faça sentido. Sua ideia do que significa ser uma boa companheira envolve manter proximidade. Não é apenas que ela sente culpa por passar um tempo em território estranho ao marido, ela também deseja que ele pudesse valorizar o que isso faz por ela, e que também poderia fazer por ele. Mas o marido não é escritor, há uma década ele batalha para ascender na carreira médica e, embora ele apoie a independência de Violette, nem sempre participa do mundo dela. Por mais empolgada que Violette esteja por ter descoberto um novo desafio, ela está sozinha nisso, e se preocupa que essa solidão desvele algo inadequado em seu casamento.

— Não é o ideal — ela diz, lamentando.

Tento explicar a Violette que pode ser bom, que o conceito do que é ideal poderia estar atrapalhando o que é verdadeiro e possivelmente bastante bom. No fundo da minha mente estão discussões anteriores que tivemos sobre como seu desejo em agradar poderia estar impedindo seu próprio prazer.

— Você está se aprofundando em seu próprio espaço — sugiro. Seu marido vai entender essa fase decisiva. Vai ser enriquecedor para ele. Ele pode percebê-la como outra pessoa, e você se sentirá reconhecida.

Violette não está aceitando.

— Mesmo assim, não é o ideal — ela replica.

Mas então ela reflete sobre relacionamentos anteriores com atores que incorporavam mais seu senso do ideal. Sua tendência era mergulhar nesses relacionamentos, privilegiando os talentos deles ao seu, e acabar se sentindo usada e desvalorizada.

— É possível que não fosse tão feliz com o ideal — ela admite.

— Isso é real — repito. — Enfrentar o real é o caminho.

Em algum ponto no meio da conversa, Violette interrompe-se e me pergunta:

— Ainda sou interessante para você? — ela quer saber. — Preciso ter certeza.

Sua pergunta é curiosa. Estou adorando esta conversa, estou totalmente engajado. Ao perguntar a mim, Violette está perguntando a si mesma, está interrompendo seu próprio fluxo numa maneira que me lembra seus antigos relatos de ansiedade de atuação no palco. Ressalto o padrão.

— Você fica constrangida e se afasta. Sua insegurança assume e passa a ser uma profecia autocumprida. — Os paralelos com sexo e meditação estão claros para mim.

Garanto a Violette que estou interessado em toda a catástrofe. Ela entende a referência.[69] A escrita aprofundou sua conversa interior, e acho que seu parceiro ficará grato, apesar da presumível distância que suas novas buscas possam trazer.

Em uma sessão subsequente com Violette, ela contou que, quando era pequena, com frequência seus pais bem intencionados a punham para pensar, quando demonstrava qualquer sinal de raiva.

– Cresci na época do "vai pensar no cantinho" – ela disse com um leve sorriso.

Ela se lembrou de uma vez, quando tinha 4 anos – já uma atriz –, de marchar ao redor da casa fingindo ser um soldado, mas seus pais interpretaram as batidas dos pés como provocação, e não uma brincadeira, e a mandaram para seu quarto.

– Fui educada para ser obediente – Violette disse. – Nem era permitido chorar.

Foi preciso um ano de terapia para ela revelar isso, e, depois que veio à tona, seus problemas fizeram mais sentido. A raiva e a separação que ela implicava eram ameaçadoras. Seus pais tinham feito questão disso. Mas a agressividade é um fato da vida, e nem sempre é ruim. Na verdade, em geral ela é necessária.

Os pais de Violette tinham ensinado a ela o lado perigoso da raiva. "Deveria ser encarada como urina velha misturada com veneno, ou um incêndio florestal que queima seu próprio sustento", diz um antigo comentário budista que eles aprovariam.[70] Mas eles não a ajudaram a integrar o que poderíamos chamar de agressão saudável. Ao suprimir qualquer manifestação de autoafirmação, eles encorajaram Violette a privilegiar a submissão em detrimento da própria ação. Sua preocupação espontânea de que ela já não fosse "interessante" era prova disso, bem como seus conflitos em manter um foco criativo independente. Esse é um território que tem sido mapeado por várias psicanalistas feministas, uma das quais relatou uma vez que, ao visitar uma amiga que tinha acabado de dar à luz no hospital, descobriu que enquanto os recém-nascidos eram recebidos com uma placa azul escrita SOU UM MENINO!, os berços das meninas eram enfeitados com placas rosa onde se lia É UMA MENINA!.[71] A falta de apoio para a condição feminina não era exclusiva do contexto de Violette.

Violette tinha uma percepção maravilhosa para a alegria da relação e os benefícios da generosidade. Era uma pessoa desprendida sob muitos aspectos. Mas sua criação não deixara muito espaço para uma agressividade saudável, o que dificultou seu equilíbrio do inevitável toma lá, dá cá de separação e conexão. Sob seu exterior cordato, acha-se uma agressividade que a fez se sentir culpada e afastada das pessoas que amava. O conformismo não seria o rinoceronte de Violette. Ela já conhecia o conformismo. Era muito mais provável que seu rinoceronte parecesse um rinoceronte.

Margaret

22/10/2019, 18h

Margaret foi a um retiro por uma semana, no norte do estado de Nova York, e enquanto estava lá sonhou com a mãe, morta havia muitos anos, descendo pelas fissuras do teto sobre seu corpo adormecido e lutando com ela. Foi uma altercação física; ela batia, mordia e arranhava Margaret, e acabou arrancando os óculos do seu rosto. Escuto com os olhos arregalados. Atendo Margaret há muitos anos, mas existem detalhes da sua infância e adolescência que ainda ignoro.

Foi a descrição mais minuciosa que já escutei de seu relacionamento com a mãe. Acontece que esse tipo de briga não era incomum na vida familiar pregressa de Margaret. Ela era filha única, e sua mãe estava por conta própria. O pai de Margaret deixou a família quando ela tinha 1 ano. A mãe, aos 35 anos, nunca se recuperou, permanecendo deprimida e frequentemente suicida durante grande parte da vida. Elas moravam em um pequeno apartamento abarrotado, e a principal escapatória de Margaret era a biblioteca local com ar-condicionado, onde passou a ser uma leitora voraz. Mas sua mãe inúmeras vezes partia para o ataque, criticando-a, batendo nela, e atribuindo-lhe nomes de baixo calão.

Margaret sempre achou que não amava a mãe o bastante, simplesmente não havia "nada ali", em casa era "um grande tédio", e sempre se sentiu mal em relação a seus sentimentos negativos. No ensino médio, Margaret descobriu o LSD e percebeu que, quando ela estava viajando de leve, não se incomodava tanto com a mãe.

Não acredito que ela pudesse alucinar em casa, com a mãe, mas Margaret diz que para ela funcionava. Era adolescente e não tinha um suprimento interminável da droga, mas costumava dividir em partes o que tinha e tomá-los no que hoje seria chamado de microdosagem. A droga acabava com a sua fúria, ao mesmo tempo que permitia que ela permanecesse fisicamente presente. Em vez de ficar em seu costumeiro estado constrangedor com a mãe, em sua mente ela estaria se encantando com o universo! O resultado foi que se sentiu menos responsável pelo sofrimento da mãe, passando a ter certa compaixão pelo seu estado.

No sonho, depois que a mãe arrancou seus óculos do rosto, Margaret tenta fazê-la olhar nos seus olhos. A implicação (na minha mente) é que ela pode acalmar a mãe fazendo-a olhar para ela, e que esse tipo de olhar é o que está faltando no relacionamento das duas. A mãe realmente olha para ela no sonho, existe uma espécie de troca significativa, e Margaret se sente realizada. É um resultado positivo, um pesadelo virado do avesso, a mãe descendo pela fissura do teto para atacá-la, mas cedendo ao apelo da filha por contato humano. Parabenizo Margaret e comento o significado do sonho ocorrer no meio do seu retiro. Algo está buscando cura.

Margaret solta uma confissão: a violência da mãe nem sempre era tão sem motivo. A certa altura, Margaret descobriu que, se conseguisse fazer a mãe bater nela, no remorso materno que se seguia, Margaret ficava livre. Podia deixar o apartamento claustrofóbico – seu objetivo final – sem muita culpa. O sonho parece ter trazido tudo isso à tona. Margaret culpava-se, como em geral acontece com as crianças, pela infelicidade da mãe e se concentrava no que considerava ser o problema fundamental.

– Se eu gostasse mais dela, a vida dela teria sido mais fácil – ela diz.

Não tenho tanta certeza de que seu diagnóstico esteja correto. Tornar-se o problema, por mais que seja nobre assumir a responsabilidade pelo mau comportamento de alguém, é, em geral, a solução do ego para situações que, caso contrário, são insolúveis.

– Talvez sua mãe só estivesse atormentada e sobrecarregada – sugiro. – Talvez não fosse que você não a amava o bastante, mas que você quisesse que ela fosse mais feliz e assumiu essa responsabilidade, como acontece em geral com as crianças. E se não fosse sua culpa e você estivesse apenas procurando os motivos da infelicidade dela? Quando criança, não conseguimos entender a situação como ela de fato é; não conseguimos deixar de nos colocar no centro das coisas.

No sonho de Margaret, ela faz a mãe olhar em seus olhos. Eu me pergunto em voz alta se aquele olhar também pode ter ido na direção contrária. Ver a mãe com mais clareza poderia diminuir um pouco da culpa que Margaret carrega? A visão de John Cage de um mundo de centros interpenetrantes ilimitados também poderia ser aplicada aqui?

* * *

Esta sessão foi um exemplo marcante de como um sonho pode remover a dor acumulada da experiência para revelar um núcleo suave de empatia fundamental. Em um trabalho anterior, chamei esse substrato essencial de "lembrança implícita", para indicar que está disponível não como uma recordação explícita, mas como uma capacidade intrínseca. O sonho de Margaret levou-a de volta no tempo: do abuso que sofreu nas mãos da mãe ao olhar que as ligou como mãe e filha desde os primeiros momentos de vida. O fato de ter tido esse sonho durante o retiro, e poder falar sobre ele durante a terapia, mostra como é possível a terapia e a meditação trabalharem em harmonia. O sonho triunfante de Margaret levou-a de volta a algo essencial em si mesma. Deixou-a ver a mãe mais uma vez com olhos não contaminados por tudo que elas passaram.

No artigo de Winnicott sobre a capacidade de se preocupar, ele aborda exatamente o cenário que Margaret corrigiu em seu sonho:

> Nos estágios iniciais do desenvolvimento, caso não haja uma figura materna confiável para receber o gesto de reparação, a culpa torna-se intolerável, e não é possível sentir preocupação. A falha na reparação leva a uma perda da capacidade

de se preocupar, e a sua substituição por formas primitivas de culpa e ansiedade.[72]

Ao estabelecer, no sonho, um contato visual com a mãe, Margaret estava fazendo, com sucesso, o gesto reparador que havia negado anteriormente. No sonho, a mãe foi capaz de deixar de lado sua raiva contínua e reconhecer a proposta da filha. Se Winnicott estiver correto, esperaríamos ver, como resultado, uma diminuição na culpa de Margaret mais duradoura do que a que era temporariamente proporcionada pelo LSD.

Carol

30/10/2019, 11h30

Carol é uma paciente de longa data, agora na casa dos 50, que se mudou para Londres sete ou oito anos atrás para morar com o namorado, professor de economia no Royal College. A mãe se matou quando ela tinha 4 anos, e grande parte do começo do nosso trabalho juntos envolveu dar um sentido ao resíduo emocional desse ato. Trabalhando com Carol, aprendi muito sobre o que é chamado de "trauma de desenvolvimento", aquele que ocorre quando somos crianças, seja por coisas ruins que acontecem, seja por coisas boas o suficiente que não acontecem.

O exemplo clássico é o de um bebê chorando pela mãe além do ponto de se acalmar sozinho. As consequências emocionais são intensas demais para a criança suportar; para se proteger, acontece a dissociação, em que os sentimentos insuportáveis são bloqueados e postos de lado, de modo que a criança possa seguir em frente em segurança. É criada uma espécie de armadura, mas os sentimentos inadministráveis rondam e surgem espontaneamente em momentos inoportunos como se viessem do nada. Winnicott descreveu tais sentimentos como se estivessem "infinitamente descartados" e enfatizou que em geral a pessoa afetada teme um colapso que, na verdade, já aconteceu. Ela projeta o fato do passado no futuro, por não conseguir estar presente no colapso quando está realmente acontecendo. Para se libertar, precisa relembrar o trauma que nunca foi totalmente vivenciado e conseguir colocá-lo em seu próprio lugar na história.

Carol ensinou-me muito a esse respeito. A mãe morreu antes que Carol pudesse processar a perda. Ela cresceu com uma ausência que ninguém em sua família estendida jamais teve vontade de abordar, e aprendeu a fingir que estava tudo bem. Mas sua vida interior foi impregnada de uma nostalgia inexplicável (para ela), que ameaçou suas relações íntimas quando adulta. Independentemente do grau de intimidade que tinha com alguém, sempre havia um espaço dentro dela que não podia ser acessado. Era como nostalgia, frustração ou depressão, algo sombrio que se apossava dela de vez em quando e que ela não entendia. Com o tempo, em nosso trabalho conjunto, conseguimos dar um sentido a essas sensações. Eram as emoções de uma criança pequena que ainda não dominava a linguagem para descrever o que estava sentindo. Li e reli inúmeras vezes, e depois interpretei para ela um famoso ensaio de Winnicott do final da sua vida, chamado "Medo do colapso", no qual ele descreve sua visão de tal cenário.

A sessão de hoje é a única vez em que tenho a possibilidade de ver Carol neste ano. Ela veio de Londres, em visita, e noto uma mudança em seu humor prevalecente. Parece assentada em si mesma, à vontade, e exala uma segurança que traz uma leve sensualidade. Já tinha notado antes, mas agora está mais forte.

— Sabe aquela coisa sombria, espinhosa, sobre a qual tanto conversamos? – ela começa. – Vira e mexe ela entra em foco, mas não tem o mesmo poder que costumava ter. O que devo fazer com isso, agora?

Essa coisa sombria e espinhosa costumava amedrontar e ameaçava sufocar Carol. Isso a tem assombrado desde que Carol era criança. Será sua mãe? A ausência da mãe? Sua própria raiva ou medo?

— Eu nela, ela como eu – Carol sorri.

— É como se agora você estivesse vendo isso em seu retrovisor – digo.

— Voltei a me sentar um pouquinho – ela replica. Quer dizer que voltou a meditar. – Você me disse para não fazer isso antes.

De fato, disse a ela para não meditar quando estivesse em meio às trevas. Sua mente não tinha o recolhimento para tolerar os sentimentos que saltavam nela. Precisava de entendimento, de uma estrutura verbal e conceitual, antes de poder fazer uso da meditação de algum modo que fosse profícuo.

– Agora, quando medito, tenho, sobretudo, uma sensação transparente; sinto-me meio que porosa. É errado?

Não acho que seja nem um pouco errado. Acho totalmente certo. Carol está largando a antiga identidade centrada num anseio insaciável pela mãe que ela mal conheceu. Em seu lugar está a mulher madura que ela se tornou.

– Sabe, acho que parei de enrolar. Bob e eu nos casamos no mês passado. Num cartório, só alguns amigos, depois fomos almoçar fora, demos uma cochilada, e então fomos jantar. Foi maravilhoso.

Obtenho mais alguns detalhes e depois a conversa volta para o assunto anterior.

– Esta ideia me veio à cabeça recentemente – ela diz. – Agora ela está mais morta... ela teria 79 anos.

Penso na pergunta que me foi feita por Ram Dass muito tempo atrás: "Você os vê como já sendo livres?". Carol tornou-se a pessoa que sempre era para ser. Senti isso nela no começo do nosso relacionamento, mas agora ela também consegue sentir isso. Sinto uma satisfação sem precedentes quando ela se levanta para ir embora.

$$* * *$$

No ensaio "Medo do colapso", Winnicott passou um tempo considerável (para ele) no tópico do vazio, não do vazio budista em si, mas do tipo psicológico, o resquício psíquico de nada acontecendo, quando algo deveria acontecer. Carol vivenciou muito esse vazio, e o rastreamos até a morte da mãe, a perda que ela nunca pôde processar adequadamente quando criança.

> Ora, o vazio é um pré-requisito para a ansiedade se alojar. O vazio primordial simplesmente significa: antes de começar a encher. É preciso uma maturidade considerável para que esse estado seja significativo.

Quando o vazio ocorre num tratamento, é um estado que o paciente está tentando vivenciar, um estado passado que não pode ser lembrado senão sendo vivenciado pela primeira vez agora.

Na prática, a dificuldade é que o paciente teme o horror do vazio, e como defesa providenciará um vazio controlado ao não comer ou não aprender, ou ainda encherá com uma avidez implacável que é compulsiva e parece insana. Quando o paciente consegue chegar ao próprio vazio e tolerar esse estado [...] então, a compreensão pode ter início como uma função prazerosa [...] também é dessa maneira que alguns pacientes que não conseguem aprender podem começar a aprender com gosto.[73]

Basta dizer que Carol atingiu o estado de maturidade considerável descrito por Winnicott. Ela está começando a se preencher, e o novo marido tem sorte por estar a seu lado. A maré, mais uma vez, está espumando junto ao portão.

Corinne

12/11/2019, 11h

Corinne está de volta depois de um intervalo de nove meses. Ela passou seis meses no Japão, com o marido e o filho de 10 anos, e depois foi para o campo no verão. Outubro foi um mês muito movimentado, e não parece que novembro será mais fácil. O aniversário de seu marido foi na semana passada, e o do filho é na semana que vem. Corinne é advogada de direitos humanos, está com 40 e tantos anos e cuida dos pais idosos, do marido e do filho. Tenho grande simpatia por ela.

Hoje, ela se descreve como sobrecarregada com uma sensação estridente de cansaço atrás dos olhos. Não tendo dormido o suficiente, pela primeira vez ela entende quando as pessoas falam que não aguentam a incessante inserção da mídia. Tudo a irrita: o celular, o computador, a mídia social e o rádio falando com ela na cozinha, as notícias circulando sem parar. Ela se sente bombardeada.

Ela e o marido estão se recuperando de uma grande briga com o filho sobre sua vontade/exigência de ganhar um smartphone em seu 11° aniversário. Eles não estão dispostos a ceder, mas concordaram em lhe dar, em vez disso, um console de jogos portátil para que ele possa jogar no carro. Agora, ela precisa decidir onde fazer a festa de aniversário do filho. No ano passado, eles deram uma festa de paintball, mas a visão de todos aqueles meninos com armas foi demais para ela. Há um fliperama na rua 42 em que ele está interessado, ou é possível que um *escape room* seja melhor. Corinne está cansada de todas as festas de aniversário terem se tornado tão custosas. Por que não podem apenas receber as pessoas em casa para um churrasco e um bolo de aniversário? Ela quer começar a se cuidar melhor. Tem tarefas em excesso e está bebendo mais de um copo de vinho à noite. Seu estômago tem tido uma sensação de aperto por um ou dois dias, e ela acha que seu desconforto também deve ter um aspecto hormonal.

Ontem, num esforço para se cuidar melhor, Corinne parou no Whole Foods Market para comprar peixe para o jantar, antes de buscar o filho na escola. Ela quer uma comida mais saudável, e estava planejando fazer um jantar de inspiração japonesa naquela noite, com peixe fresco e legumes. Enquanto preparava o jantar, esforçou-se para se acalmar. Desligou o rádio e concentrou sua mente no simples ato de cortar os legumes.

– Era o melhor que eu podia fazer – ela disse. – Não havia tempo para meditar nem nada mais, mas disse a mim mesma que poderia cortar os legumes com cuidado. Não tentei olhar para nenhum dos milhares de e-mails que não tinha tido tempo de ler. Só fiz aquilo.

Seu filho prestou atenção. Às vezes, ele perdia a calma de uma maneira que assustava os pais, mas ele foi terno com ela enquanto cozinhava.

– Ele estava feliz porque poderia comer sushi no almoço do dia seguinte – Corinne diz.

– Ele come sushi no almoço? Uau! – Corinne conta que tem um molde de plástico que facilita a preparação do sushi e explica que dá para usar um pouco do peixe cozido que sobrar com o arroz. Faço uma anotação mental.

– Comi rápido demais – ela me diz com um sorrisinho. – Não consegui manter aquela atenção deliberada que tive enquanto cortava os legumes. Mas já foi alguma coisa.

– Isso daria um bom artigo de revista – digo a ela. – Uma boa coluna.

Às vezes, Corinne e eu conversamos sobre anotar ideias. Ela é boa nisso, e gosto de lhe mostrar que as coisas que diz espontaneamente têm muita sabedoria inerente. Ela concorda.

– Não seria o costumeiro tipo de relato "tudo está perfeito" – ela diz. – Essas matérias não servem para nada: "Cortei os legumes e percebi que esse era o caminho para uma harmonia perfeita". Mas percebo que é aí que está o esforço. Como me conceder algumas ilhas de sanidade em meio a tudo que tenho que fazer.

O poeta japonês Issa, cujo haicai sobre acasalamento de moscas tanto havia me encantado na ilha no Maine, e cujo poema sobre a morte de seu filho tanto havia me comovido mais tarde naquele verão, escreveu outro haicai que a sessão com Corinne me trouxe à mente:

> *Nunca se esqueça:*
> *caminhamos no inferno*
> *contemplando flores.*[74]

Ali estava ela, preparando sushi para o filho, mesmo se sentindo totalmente esgotada. Winnicott, com sua compaixão por todas as mães, teria gostado da resiliência de Corinne, sua preocupação maternal básica, e seu ânimo. Apesar de todos os motivos para estar irritada, ela não desistiu. Conseguiu descobrir flores mesmo enquanto caminhava no inferno.

Zach

27/11/2019, 8h30

Zach está irritado consigo mesmo por estar sempre com pressa. Come rápido demais, bebe demais, e está sempre pensando na próxima coisa antes de ter terminado a última. Recentemente, recebeu a visita de um amigo que achou muitos motivos para elogiar vários dos seus poemas recentes, e animou-o a continuar desenvolvendo-os. Zach ficou surpreso. Tinha considerado aqueles trabalhos como inferiores, olhando-os às pressas de um jeito muito parecido com sua descrição sobre a maneira rápida com que comia e bebia, e voltara a se sentir travado e sem inspiração. Zach expressa um tipo de resignação que não é estranha em nossas conversas. Então, de uma maneira bem atípica, conta-me um sonho que teve na noite anterior.

No sonho, ele está em uma festa. Há muitas pessoas ali. Alguém o aponta para uma mulher atraente e diz que Zach está interessado nela. Ao lado, um casal faz sexo em pé. O homem transa com empenho, no que quase parece uma paródia de sexo pornográfico. Zach abaixa-se junto à sua amiga recém-conhecida, mas não consegue "encontrar sua vagina" por causa de um matagal de pelos púbicos que o atrapalha. Ele tem consciência do casal que transa ali perto e se sente inadequado.

Pergunto a Zach se ele gostaria de analisar o sonho. Ele fica surpreso.

– Você faz isso?

– Podemos – respondo. – Você consegue contar o sonho da perspectiva da mulher?

Zach não sabe bem o que fazer com a pergunta. Ele reconta o sonho, mas ainda continua sob a perspectiva de quem sonhou; ele continua a se referir à mulher na terceira pessoa, e não vai além de descrever a própria experiência como inadequada. Explico a ele que como o sonho é uma criação sua, todos os personagens que estão ali muito possivelmente são aspectos dele próprio. Comparo a imagem do homem no canto empenhado num sexo rítmico, mas sem emoção, com a da mulher em que Zach está querendo fazer sexo oral.

— Fazer *versus* ser – digo, pensando na distinção entre os elementos masculino e feminino, presentes em todos nós.

O elemento masculino *faz*, enquanto o feminino *é*. Winnicott descreve mães lactantes, que deixam os bebês encontrarem o seio, como incorporadoras do elemento feminino; aquelas que forçam o seio em seus bebês estão agindo pelo princípio masculino. Com frequência, penso que a meditação exige rendição ao (ou empoderamento do) aspecto feminino da pessoa, tornando-se mais a "mãe-ambiente" da qual ele falou em seu ensaio sobre preocupação; ainda que a aplicação da técnica no início da aprendizagem seja um processo mais ativo e intencional.

Lembro a Zach o que ele já me contou sobre fazer tudo apressado e ter a mesma pressa para criticar seu próprio trabalho. As duas funções são dominadas pelo elemento masculino.

— Seu sonho pode sugerir que você esteja em busca do aspecto feminino da sua personalidade – digo. – Você não disse que não conseguia encontrar a vagina?

Zach fica um pouco embaraçado.

— Quis dizer o clitóris.

Mas ele também está intrigado. Não sabe ao certo o que quero dizer com o elemento feminino nele e me pede para explicar em outras palavras. Sei que Zach teve uma ou duas aulas de chi kung, uma arte marcial chinesa, e tento usar a linguagem do taoismo para explicar.

— Você sabe que no *I Ching* um hexagrama com seis linhas retas representa o princípio yang – dinâmico, criativo e ativo – e outro com seis linhas quebradas representa o princípio yin – receptivo, condescendente, terreno? – começo.

Zach não faz ideia do que estou falando. Nunca consultou o *I Ching*, a não ser talvez uma vez, online.

Vou até a minha estante e pego um exemplar surrado da versão Bollingen de Richard Wilhelm. Dou três moedas a Zach e mando-o jogá-las seis vezes.

– Vejamos o que o *I Ching* diz sobre o seu sonho – digo.

Zach concorda, feliz. O *I Ching* é um antigo oráculo; era uma das preferências de John Cage, que o usava para ignorar seu ego enquanto compunha música. A cara nas moedas vale três, e a coroa, dois. Três caras fazem um nove, uma linha yang reta, contínua. Três coroas fazem um seis, uma linha yin quebrada. Duas caras e uma coroa fazem um oito, uma linha quebrada que muda para uma linha reta, e duas coroas e uma cara fazem um sete, uma linha reta que muda para uma quebrada. Existem 64 hexagramas possíveis, e cada um tem um título com uma mensagem específica atrelada. Além disso, cada linha alterada (os setes e os oitos) tem seu próprio veredicto oracular.

Zach obtém o hexagrama 21: *Morder*.

As primeiras linhas da interpretação dizem o que se segue. Agachado ao lado de Zach, leio em voz alta para ele:

> Este hexagrama representa uma boca aberta [...] com uma obstrução [...] entre os dentes. O resultado é que os lábios não podem se juntar. Para juntá-los é preciso morder com energia o obstáculo.[75]

Nós dois ficamos incrédulos. O hexagrama descreve o sonho de Zach, o matagal de pelos púbicos bloqueando sua boca de encontrar os genitais da companheira. Conversamos por certo tempo sobre como Zach interfere em sua própria maneira de ser, como sua imagem de quem ele deveria ser (assim como o homem no canto do seu sonho, transando mecanicamente) obscurece quem ele realmente é ou poderia ser.

Não é a primeira vez que o *I Ching* vem em meu socorro.

* * *

É interessante que o artigo em que Winnicott explora com mais profundidade a dicotomia masculino/feminino seja ostensivamente sobre criatividade. Intitulado "Criatividade e suas origens", o ensaio começa com uma declaração bem sucinta que poderia ser dirigida exclusivamente a Zach:

> Mais do que qualquer outra coisa, é a percepção criativa que faz o indivíduo sentir que a vida vale a pena. Em contraste com isso, há uma relação com a realidade externa que é de conformidade, o mundo e seus detalhes são reconhecidos, mas apenas como algo a ser encaixado ou que exige adaptação. A conformidade traz com ela uma sensação de futilidade para o indivíduo, e está associada à ideia de que nada importa e que a vida não vale a pena. De maneira torturante, muitos indivíduos vivenciaram o suficiente de uma vida criativa para reconhecer que, na maior parte do tempo, estão vivendo sem criatividade, como que presos na criatividade de outra pessoa, ou de uma máquina.[76]

Zach entende essa concepção. Era obstinado em uma ligação sem consistência com sua própria criatividade, rebaixando-a por presumivelmente comparar-se com outras pessoas. Expressou, com frequência, o tipo de futilidade descrita com tanta habilidade por Winnicott.

Winnicott associava "ser" ao primeiro relacionamento do bebê com a mãe. De início, é um pouco difícil entender sua concepção, mas, quando ela dá o estalo, sem dúvida, faz sentido. A seu ver, o bebê não tem um self no começo da vida, portanto o proverbial "bebê no seio" não é um "ser em sintonia com" a experiência, não se trata da "união" de dois "selves" tornando-se um. Um bebê em fase de amamentação se descobre quando descobre o seio. Esse é o ponto básico para Winnicott: o conhecimento do self provém da conexão. "Duas pessoas distintas podem se *sentir* em comunhão", ele escreve, "mas aqui, no ponto que estou examinando, o bebê e o objeto *são* um."[77]

Winnicott, e aqui os paralelos com o Buda são difíceis de ignorar, acreditava que "ser" precede "fazer" e que sua recuperação é o caminho de volta para nossa natureza original. Ele sentia que "ser" é o direito inato de todos, mas é uma espécie de arte perdida, que, em geral, a conformidade despoja as pessoas disso, que a criatividade depende disso, e que a terapia pode servir de meio para redescobri-lo, caso o terapeuta seja sensível à carência e não deixe que seu elemento masculino interfira sob a forma de interpretações intrusivas, por mais eruditas que elas possam ser.

A meu ver, o Buda tinha o mesmo tipo de pensamento. Ele disse que nossa natureza original é obscurecida por compulsões e frustrações, que o ego que emerge num desenvolvimento emocional saudável, embora necessário para algumas coisas, também bloqueia nossa liberdade subjacente e inerente. "Esteja aqui agora", meu velho amigo Ram Dass costumava apregoar, como se fosse a coisa mais fácil do mundo.

Embora ele nunca se referisse diretamente ao budismo em seus escritos, Winnicott chegou perto em seu ensaio sobre criatividade, referindo-se, em vez disso, às heroicas figuras do mito grego que, pelo menos aos meus ouvidos, soam de maneira suspeita, como os yogis e monges tântricos do Tibete e do subcontinente indiano.

> Talvez os psicanalistas tenham [...] negligenciado a identidade sujeito-objeto para qual chamo atenção aqui, que está na base da capacidade de ser. O elemento masculino faz, enquanto o elemento feminino (em machos e fêmeas) é. Aqui entrariam aqueles homens do mito grego, que tentaram estar em harmonia com as deusas supremas. Aqui também há uma maneira de afirmar uma inveja masculina muito arraigada das mulheres, cujo elemento feminino os homens assumem como certo, às vezes erroneamente.[78]

Poderíamos tomar o sonho de Zach como outro exemplo desse antigo desejo de ser um só com o ser amado. Ou, de uma perspectiva budista, poderíamos ir um passo além, adentrando o território que Winnicott de fato tinha em mente quando escreveu sobre o lugar fértil que existe antes que sujeito e objeto façam sua primeira aparição. O budismo usa palavras como "seidade", "talidade", "não dualidade" ou "vazio" para expressar a sensação de quando esse lugar é redescoberto no avançado da vida. Winnicott sabia que ele estava ali desde o começo.

O budismo concorda que nossa realidade fundamental está enraizada na experiência da não dualidade, e que ela permanece acessível ao longo da vida, um reservatório potencial de inspiração e nutrição. A própria recuperação do Buda de sua alegria infantil sob o jambeiro foi prova disso. Nossa verdadeira natureza, assim como o som de uma mão, está escondida em plena vista, é o que nos lembra a história, embora a maioria de nós, como Zach em seu sonho e o Buda antes do seu despertar, esteja confusa sobre como e onde encontrá-la. Ao precisar "morder" sua obstrução, o sonho de Zach reforçou um princípio budista importante: a agressão é uma espada de dois gumes. Pode ser usada destrutivamente ou pode ser recrutada para atravessar o que nos mantém afastado de nossa capacidade de ser.

Chloe
5/12/2019, 10h30

Chloe é uma nova paciente, relativamente jovem. Tem vindo em semanas alternadas, e já a atendi meia dúzia de vezes desde o verão. Tem 39 anos, é casada e mãe de um filho de 1 ano e meio. Nutricionista que anteriormente trabalhou com moda, Chloe tem boa energia. É esperta e divertida, e temos algumas conversas importantes sobre as pressões que sente no conflito entre seu papel na família e no trabalho. Num dado momento da conversa de hoje, Chloe olha para mim com curiosidade e diz:

– Afinal, qual é o seu método? É como uma "conversa amigável", com momentos esporádicos de iluminação?

– Isso mesmo – respondo, satisfeito com a referência à iluminação.

Algum tempo depois, ela acrescenta:

– Estava pensando que, com o bebê e tudo mais, neste exato momento você é meu único amigo. – Sei que ela está exagerando, mas fico grato pelo elogio. – Fico feliz em vir te ver – ela acrescenta –, e depois fico feliz de voltar para casa de novo.

* * *

Nunca tive que fazer muito mais além de refletir a própria energia de Chloe de volta para ela. Ela era aberta e espontânea em suas conversas comigo, sempre capaz de ver humor na situação, mesmo quando se debatia com algo que a incomodava. A liberdade que sabia ser possível para muitos dos meus pacientes era muito óbvia em Chloe. Acho que ela dava sua liberdade como certa, e não percebia, necessariamente, como era especial, mas fiz o possível para abrir espaço para isso quando ela estava comigo. Havia uma leveza e uma facilidade em nossas discussões que eram muito positivas para nós dois. Fiquei feliz por ela quando, várias semanas depois, me contou que estava grávida outra vez.

PARTE TRÊS
A PASSAGEM PARA A UNICIDADE

Um monge perguntou: "O que é uma palavra?".
O mestre disse: "Duas palavras".

CHAO-CHOU, "RECORDED SAYINGS" #257[79]

SETE
BENEVOLÊNCIA

O que realmente aprendi neste ano sobre a influência do budismo no meu trabalho? O comentário espontâneo de Chloe sobre meu método ser de uma conversa amigável com momentos de iluminação foi uma resposta tão boa quanto qualquer outra. Ela estava se identificando comigo, e gostei da sua franqueza, bem como do seu afeto. Mas tentarei dizer mais.

Aprendi muito neste ano. O ato de recuperar, registrar e documentar os detalhes destas sessões deixa-me imaginar cada uma como um haicai. As minúcias de cada conversa rotineira, assim como as mínimas particularidades do mundo natural que inspiraram os mestres zen, aludiram a verdades maiores. Quando escolhia anotar uma sessão, sabia que algo nela continha uma indicação sobre o meu método. Um tantinho de amizade espiritual havia se desfraldado, alguma pérola do budismo tinha orientado minhas palavras e meu comportamento, mas nem sempre ficava claro para mim o que era de fato. Tinha a sensação, mas não as palavras para explicá-lo. Ao explorar a sessão em cada reflexão complementar, tentei descobrir meus motivos para escolhê-la.

Esse processo levou-me a ficar focado em me aferrar a uma explicação sobre mindfulness, a uma ênfase no insight, a uma reavaliação de agressão. Todas essas coisas são de uma importância crítica, e meus esforços para esclarecê-las para os pacientes contribuíram para a dimensão espiritual do nosso diálogo. Mas, ao mesmo tempo, minha autorreflexão fez-me revolver uma qualidade mais tangível de terapia, que alguns poderiam rejeitar como efeito placebo, mas que vim a acreditar que esteja no cerne do que torna a terapia terapêutica. Neste livro, dei a esta característica o nome de "zen terapia", mas também poderia tê-la chamado de "zen da terapia", "arte da terapia", ou simplesmente "benevolência". Era nisso que consistia a observação de Chloe, e o que, por minha vez, eu sentia vindo dela.

A benevolência é o fio que corre pelo trabalho de Winnicott, de Cage e do Buda, cada um deles descobrindo que a atenção sem interferência – em uma mãe, em um artista, em alguém que medita ou em um terapeuta – é, por sua própria natureza, transformadora. Essa atitude é evocada nas palavras de Ram Dass para meu paciente Lakshman – "ame os pensamentos" e "veja-se como uma alma" – e em sua antiga pergunta para mim: "Você os vê [meus pacientes] como já sendo livres?". Está presente no louvor da inocência após experiência, de Michael Vincent Miller, na crítica implícita de Adam Phillips à terapia como meio de sustentar as nossas queixas, e na explicação do *koan* feita por John Tarrant, como um veículo para mudar nossa visão sobre nós mesmos. Espero que também transpareça em muitas das minhas sessões.

Como o budismo me usou em meu papel de terapeuta? Como eu usei o budismo? Enquanto penso sobre este ano de trabalho, consigo ver algo com muita clareza. Colocando em poucas palavras: apresento meus pacientes a uma sensibilidade meditativa pela maneira como me relaciono com eles. Talvez devesse ter ficado óbvio desde o começo! Mas, ao examinar meu método, percebo que sou diferente com cada paciente, mas sou eu mesmo com todos eles. Com a meditação, aprendi como me deixar ser, e é esta característica que me guia. Como fica evidente em minhas anotações, não simulo esta sensibilidade ficando calmamente num estado meditativo, enquanto meus pacientes partem para a livre associação. Eu me envolvo de forma ativa. Mas por dentro estou muito tranquilo enquanto trabalho, toda a minha concentração, toda a minha atenção, vai para a pessoa com quem estou. E quero saber tudo, dos programas de televisão que ela está assistindo à comida que está comendo, aos pensamentos e reflexões mais terríveis. Acredito no poder da conscientização para a cura. Quero que meus pacientes vejam como, quando e onde seu ego ou superego está levando a melhor, porque sei que, se e quando eles puderem ver isso com clareza, algo se liberará dentro deles. E a melhor chance de perceber isso é quando minha mente está tranquila. De certo modo, meu silêncio interior ressoa neles e alimenta sua conscientização. Cada pessoa é como um *koan* que não posso solucionar com minha mente racional. Preciso me entregar completamente, enquanto permaneço completamente eu mesmo, para deixar que seus *koans* e minha resposta a eles tornem-se uma coisa só. Quando essa coisa só preenche o campo interpessoal, a benevolência oculta na vida, presente em cada um de nós, se revela.

Em seu último ensaio importante, Winnicott chegou a um entendimento semelhante sobre sua técnica terapêutica. Ele não era de forma alguma um budista, mas acredito que também curasse tomando-se como exemplo. Em grande parte, usava o vocabulário mãe/bebê para descrever seu modo de se relacionar, mas isso não o impediu de descrever, com franqueza desconcertante, seu processo interno:

> Foi apenas nos últimos anos que consegui ser capaz de esperar e esperar [...] e de evitar interromper esse processo natural fazendo interpretações [...] Fico horrorizado em pensar quantas mudanças profundas impedi ou adiei [...] pela minha necessidade pessoal de interpretar. Se ao menos conseguirmos esperar, o paciente chega à compreensão com criatividade e imensa alegria, e agora usufruo dessa alegria mais do que costumava usufruir da sensação de ter sido esperto. Acho que interpreto, sobretudo, para que o paciente saiba os limites do meu entendimento. O princípio é que o paciente, e apenas o paciente, é quem tem as respostas. Nós podemos ou não capacitá-lo a contemplar o que é conhecido ou ficar ciente disso com aceitação.[80]

O zen da terapia apoia-se exatamente nesse tipo de atitude. As pessoas chegam com todo tipo de sofrimento estranho. Querem entender suas experiências e aprender com elas. Querem dar sentido ao que aconteceu para torná-las o que são. E embora também ache isso interessante, sei que aprender com a experiência não é tudo aquilo que dizem. Uma pessoa vai além de quem ela pensa que seja. Às vezes, a terapia precisa agir como a sombra imóvel do jambeiro, criando circunstâncias propícias para desaprendizagem, criatividade e alegria.

Aprender desaprendendo. Quantas vezes neste livro desviei as pessoas de sistemas e explicações que haviam criado para si mesmas? Sistemas desorientadores são algo em que o budismo e a terapia podem concordar. As coisas que parecem fixas, permanentes e imutáveis, como uma raiva prepotente de alguém, nunca são tão reais quanto parecem. Os problemas não são definitivos, o self não é estático e imóvel, a memória não é algo de que podemos ter certeza. O zen da terapia quer recolocar as coisas em movimento. Quer abrir coisas, tornar as pessoas menos seguras de si mesmas, e no processo liberar um pouco da energia que ficou presa na lama. Explicações racionais têm seu lugar, mas revelações irracionais, como as que resultam da prática do *koan*, são revigorantes porque nos alertam para capacidades que desconhecemos ter.

Como este ano de sessões me confirmou, quando se cria suficiente confiança na relação terapêutica, existe uma chance de liberar e ser liberado de uma autopreocupação que já não atende a um propósito razoável. O caminho que delineei acaba levando à constatação de que a simples benevolência é o combustível para a paz mental que todos almejamos. Quando o objeto mente desaparece, ainda que por um instante, emergem todos os tipos de possibilidades interpessoais latentes – vínculo, empatia, insight, alegria e, ousamos dizer, amor. Como fazer isso acontecer continua a questão mais complicada. Não existe fórmula a seguir, nenhum roteiro que possa ser escrito que assegure sucesso. Mas este projeto confirmou que a terapia tem, de fato, o potencial para catalisar tais aberturas. A terapia pode revelar a intimidade escondida que dá significado à vida. Registrei estas sessões para explorar qual é o aspecto dessas aberturas quando elas ocorrem e descrever o que elas geram. Que riscos às vezes eu corri com meus pacientes! Como eles têm sido corajosos e vulneráveis em sua reação!

Talvez porque agora muitos dos meus pacientes têm entre 40 e 70 anos, mas cada vez mais tenho escutado histórias de reconciliação – ou coisa que o valha – com pais idosos que foram desastres parentais. Muitos desses pais foram pegos nas turbulências sociais de sua juventude e estavam despreparados para o sacrifício, a disciplina e as exigências de ter filhos. Mas tiveram. Alguns dos pais dos meus pacientes eram alcoólicos ou traficantes de drogas; outros eram acadêmicos, revolucionários, chefs, apostadores, atores, ou autodesignados curandeiros; outros se retiraram em comunidades lésbicas em Vermont, ou estavam em alguma espécie de trajetória espiritual; alguns apenas tentavam sobreviver. Alguns deles foram fisicamente cruéis; outros foram abusivos em sua negligência ou em sua ausência física e mental. Vários se divorciaram quando meus pacientes estavam no ensino fundamental; um bom número dos maridos que se foram voltaram décadas depois para as esposas antes desprezadas, quando seus relacionamentos posteriores fracassaram. Meus pacientes, dos quais apenas alguns constam deste livro, são todos sobreviventes (não concordo com o uso exagerado desse termo, mas não é inadequado). Eles gravitaram para a cidade de Nova York, prosperaram e usaram a terapia para, entre outras coisas, ter uma perspectiva do que haviam passado. E, para minha infinita surpresa e deslumbramento, quase de maneira uniforme, conforme seus pais foram envelhecendo, esses filhos (agora eles mesmos adultos) se aproximaram deles com um carinho e uma consideração que meu self mais cínico nunca teria previsto.

Não sinto de modo algum que seja comportamento exclusivo dos meus pacientes, e acho, na melhor das hipóteses, que deva ser apenas um subproduto da nossa terapia, mas sendo médico deles, estou em condições de observar algo muito mais universal, embora nem sempre notado em nossa cultura. Não se trata necessariamente de perdão ("indulgência" seria uma palavra melhor), mas de algo muito mais básico: uma demonstração da consideração que todos nós temos por aqueles que cuidaram ou não de nós, antes que tivéssemos a mínima ideia de quem ou o que éramos. Por que a afirmação de Ram Dass: "estamos todos acompanhando uns aos outros até em casa" tem tal ressonância? O que é a casa para onde todos nós estamos caminhando?

Os bebês vêm ao mundo programados para buscar o rosto da mãe. A simples confiança e o afeto com que nascemos permanecem operacionais mesmo quando somos maltratados por aqueles de quem dependemos. O que vejo nos meus pacientes é que, embora não tenham necessariamente absolvido ou condenado o comportamento de seus pais infames, esforçaram-se muito para não serem destruídos por ele. Em sua consideração posterior por aquelas mesmas pessoas, estão demonstrando a própria resiliência e declarando para os pais, os próprios filhos, ao mundo e a si mesmos que as qualidades que nos tornam mais humanos resistem. Essa declaração é uma consequência natural de uma sensibilidade meditativa. Quando a observo em meus pacientes, sei que a terapia está no caminho certo.

A passagem do ressentimento para a gratidão é a essência do que a confluência do budismo com a psicoterapia produz. Sim, é importante dar sentido às experiências pessoais de alguém, encarar todos os aspectos dolorosos da sua história, nomear abusos, traumas e negligência, e reconhecer a vergonha, a raiva, os desejos adictivos e a baixa autoestima decorrentes e que a identidade da pessoa aglutinou em torno de si. Mas também é importante saber que não é preciso ser definido por essas coisas. Carregar todas elas com leveza, da maneira como uma mãe segura um bebê, é deixar transparecer uma benevolência subjacente, fundamental e entrelaçada interpessoalmente. Com o tempo, por meio do desprendimento de autoconceitos ultraelaborados e frequentemente punitivos, a pessoa descobre que a verdade subjacente está acessível, mesmo em meio às dificuldades cotidianas. Esta é a passagem para a unicidade, um umbral que nada mais é do que um espaço aberto.

Qual é a melhor maneira de descrever essa sensibilidade? Posso dar alguns exemplos.

Noutro dia, dei uma entrevista virtual para uma universidade social online (antes da Covid-19, não fazia ideia de que existissem universidades sociais online, e ainda não sei muito bem o que elas são) e tive uma conversa surpreendente com o entrevistador, enquanto estávamos nos preparando para a transmissão. Tínhamos meia hora livre antes que o portal fosse aberto para os participantes e precisávamos passar o tempo. Eu estava com certa má vontade, pois Zeki, meu entrevistador, fazia perguntas que me pareciam bem estereotipadas. Com meio caminho andado, enquanto olhava o relógio no meu computador, Zeki perguntou o que eu pensava sobre o atual fascínio com o uso terapêutico de "plantas medicinais". Sabia que ele estava se referindo a substâncias psicodélicas, como psilocibina e ayahuasca, e disse a ele que, para mim, este "novo" interesse era na verdade um interesse "renovado" por alguma coisa que já me era familiar desde o tempo em que convivi com Ram Dass, após sua demissão de Harvard, na década de 1960. Muitos conhecidos meus tinham tido experiências intensas e reveladoras com aquelas substâncias, e tinham deixado se inspirar por seus insights provocados pela droga, com frequência com o respaldo e o apoio de terapia e meditação. Mas outros não conseguiram integrar suas revelações e permaneceram demasiadamente presos em seu self pré-psicodélico ou, ainda pior, usaram seus insights para justificar ou racionalizar um contínuo comportamento insensível ou abusivo. Zeki, então, compartilhou sua própria experiência recente com ayahuasca, e o teor da nossa conversa mudou. Preocupado agora de que só nos restassem quinze minutos para conversar, fiz o possível para extrair sua história.

– Sou judeu – Zeki começou. – Cresci na Turquia até nos mudarmos para a Escócia quando eu tinha 10 anos. Minha avó foi quem me ensinou sobre o judaísmo. Ela me deu esta prece, "Deus é único". Tenho-a aqui, inscrita ao redor do meu pescoço. – Zeki tocou numa pedra, ou num amuleto debaixo de sua camiseta, cujos contornos permaneceram invisíveis para mim enquanto falávamos.

Eu conhecia a oração a que ele se referia: "Ouça, oh, Israel, o Senhor nosso Deus, o Senhor é Único". É uma prece da Torá, recitada com frequência em templos, mas que nunca significou grande coisa para mim. Quando era pequeno, sempre pensei que as pessoas diziam "Here, oh, Israel", e não "hear"*, e na maioria das vezes me

---

* Aqui a tradução não faria sentido, porque o autor faz menção à semelhança de som das palavras "here", aqui, e "hear", ouça. (N. T.)

desligava quando estavam rezando. Mas Zeki enfatizava o final da frase, simplificando-a um pouco. "Deus é único" tem um toque levemente diferente de "o Senhor é Único".

– Foi minha única experiência psicodélica – Zeki continuou –, e essa prece ressoou o tempo todo. "Deus é único." Minha avó veio para mim no começo (agora faz muitos anos que ela morreu, mas lá estava ela), e senti esse amor incrível que ela tinha por mim. Um jorro de amor, todo à minha volta. Então, senti o amor de outros membros da minha família: meu irmão, meus pais, e assim por diante. E percebi como tenho sido egoísta, que não tenho conseguido amar com tanta liberdade e inteireza quanto eles. E aí a prece disparou na minha cabeça, a prece da minha avó. Sempre pensei que significasse que Deus estava ali no alto, que ele era O todo-poderoso, aparte de tudo mais, olhando do alto, mas agora vi de outro jeito.

Concordei com a cabeça. Essa também sempre foi minha objeção a ela. A ideia de um Deus criador onipotente nunca fez muito sentido para mim.

– Entendi a prece de outro jeito – ele disse. – Deus é tudo, tudo e está em toda parte. É isso que significa "Deus é único". E me lembrei da sequência: "Deves amar o Senhor teu Deus com todo teu coração, com toda a sua alma, com toda a sua força". – Zeki repetiu a última frase e fechou a mão em punho. – Com toda a sua *força*. Senti amor por tudo a minha volta. A maneira como eu me continha simplesmente desapareceu.

Disse a Zeki que ele deveria esquecer a entrevista comigo e me deixar entrevistá-lo. Seria muito mais interessante.

Escutando o que ele dizia, soube que sua aceitação da unicidade estava totalmente em harmonia com o Buda, Cage, Winnicott e os poetas zen que eu conhecera no meu ano de contemplação. *Ser* em vez de *fazer*. Unicidade, não como fusão com outro onipotente ou idealizado, mas como uma matriz infinita de centros interpenetrantes. Unicidade, não como um lugar aparte de tudo, mas como uma membrana invisível que envolve tudo e todos, inclusive a si mesma. O afeto da avó dele como uma expressão do amor que é a base de toda existência. Inocência depois da experiência. "Toda a sua força" como um substituto para o amor implacável do bebê pela mãe, e o anseio da alma por Deus (seja lá o que "alma" e "Deus" possam significar!). A ayahuasca removera, pelo menos temporariamente, o entulho da mente de Zeki e deixara espiar nas profundezas de uma das grandes verdades do nosso ser. Ao amar tudo e todos, *somos* amor.

Pensei no meu paciente Zach e em seu sonho de recuperar "ser" enquanto fazia sexo. Pensei em Jack como um bodisatva curando seus pais sobreviventes; em Debby, em Calcutá, vendo a todos como Jesus; em Margaret perscrutando em seu sonho os olhos então atentos da mãe; em Willa abrindo espaço para seu amor ileso pelo pai; e no ombro travado de Rebecca, paralisia por onde um dia fluíra seu amor. Zeki estava afirmando tudo isso para mim e mais: ameixeiras florindo em um ano de terapia. Ele estava colocando um novo ponto de vista na indagação que motivara este livro. Como filtrar uma sensibilidade budista para dentro do meu trabalho? Ao saber isso, apesar de nossa multiplicidade, sentimo-nos iguais.

Só me restava um pouquinho de tempo para conversar, mas fiquei curioso em relação a uma coisa.

– Existem judeus na Turquia? Não fazia ideia. Onde? Em Istambul?

– É – ele respondeu. – Desde 1492, quando foram expulsos da Espanha, a Turquia foi um dos lugares que os acolheu. Quando o Império Otomano caiu, anos depois, a maioria deles foi embora, alguns para o Leste Europeu, outros para o Oriente Médio, mas alguns permaneceram. São, em sua maioria, negociantes e continuam a falar uma espécie de espanhol antigo, o ladino, entre muitas outras línguas. Durante quase seiscentos anos foi assim que as coisas transcorreram. Foi apenas na minha geração que começou a haver uma mudança. Quando nos mudamos para a Escócia, eu não falava a língua, nem nada; o resultado foi que tive que manter parte de mim em segredo. E sempre senti, mesmo quando estava entregue a um relacionamento, que havia uma parte minha que não conseguia expressar, algo que tinha que reter. Depois da ayahuasca, senti isso ceder.

Fiquei muito sensibilizado com o relato de Zeki. Ele veio como uma confirmação de tudo que eu vinha pensando enquanto trabalhava neste livro, e me trouxe à mente algo que escutei pela primeira vez do dalai-lama, mais de quarenta anos atrás.

Em sua primeira viagem aos Estados Unidos, em 1979, época em que nos encontramos no consultório do Dr. Benson, no Beth Israel Hospital, em Boston, o dalai-lama deu uma série de palestras pelo país, em universidades, igrejas, museus e centros comunitários. Jeffrey Hopkins, o professor da Universidade de Virgínia que nos acompanhou em nossa viagem a Dharamsala para medir as temperaturas dos monges de "heat yoga", foi seu tradutor e mais tarde reuniu suas palestras no primeiro livro publicado na América do Norte pelo dalai-lama: *Kindness, Clarity and Insight* [Gentileza, clareza e inspiração]. Como era sua primeira viagem, e ele estava se esforçando para transmitir a profundidade e a amplitude da sua tradição, suas palestras eram estimulantes, ricas e variadas, cheias do otimismo sem entraves de seu self então com 44 anos. Ele deu parte de cada palestra num inglês canhestro, mas depois, com a tradução de Hopkins, deslanchou em explicações intrincadas da psicologia e da filosofia budista que eram vívidas e cativantes, e sempre voltavam para a importância central da benevolência. Como Hopkins colocou em seu prefácio: "O apelo é para o coração, mas através do uso da mente, usando razão e percepção para dominar o egoísmo e gerar um altruísmo sentido com profundidade".[81] A palestra do dalai-lama na Trinity Church, em Boston, feita na noite anterior a nosso encontro no hospital, acabou sendo especialmente relevante para os temas deste livro.

Em sua palestra intitulada "Altruísmo e as Seis Perfeições", o dalai-lama usou o imaginário mãe/bebê não como metáfora para uma compreensão maior, mas como uma introdução às qualidades a serem cultivadas em busca de paz interior. Assim, deixou claro que a benevolência é crucial tanto para o começo quanto para o fim de toda a jornada do despertar. Falando para uma plateia estranha aos meandros do pensamento budista, ele descreveu uma prática bem distante da concepção que as pessoas ali tinham de meditação. Não se falou sobre esvaziamento da mente, observação da respiração, relaxamento do corpo, nem procedimento com o estresse. Houve apenas uma preleção sobre a bondade das mães.

– O principal tema do budismo é o altruísmo baseado na compaixão e no amor – o dalai-lama começou.[82] Então prosseguiu ensinando a prática tibetana budista básica de "reconhecimento da mãe": imaginar todos os seres como mãe de alguém.

> Repito, para ter uma sensação de proximidade e carinho pelos outros, é preciso primeiramente se exercitar no sentido da benevolência deles, usando como modelo uma pessoa que, nesta vida, tenha sido muito boa com vocês, e depois estender essa sensação de gratidão a todos os seres. Uma vez que, em geral, nesta vida sua mãe foi a mais próxima e quem ofereceu mais ajuda, o processo de meditação começa com o reconhecimento de todos os outros seres sensíveis como se fossem sua mãe.[83]

O dalai-lama foi amparado por sua crença na reencarnação. Ele argumentou que, por um período infinito de tempo, nós morremos e renascemos inúmeras vezes, portanto, se levarmos essa ideia a sério, todos os seres devem ter sido, em um período ou outro, realmente a nossa mãe e, portanto, são merecedores da nossa gratidão.

É lógico que na nossa cultura, tendo em vista a influência nada irrelevante da psicanálise, as mães não têm a mesma alta consideração universal que parecem ter no Tibete, nem acreditamos em reencarnação para nos apoiar. O próprio dalai-lama, retirado dos cuidados maternos quando criança para ser educado num monastério, deve ter achado fácil, e talvez confortante, idealizá-la dessa maneira. Eu me lembro de, anos depois, falar com outro lama tibetano sobre como era difícil para alguns ocidentais se envolverem com essa ideia por estarem muito conflitados em relação à própria mãe. "Para essas pessoas, sempre digo: então, em vez disso, pense na sua avó", o lama disse, sorrindo. Ele teria aprovado as lembranças que a ayahuasca trouxe para meu novo amigo Zeki.

Seja como for, não dá para ignorar a simplicidade e a elegância da imaginação do dalai-lama. Como prática introdutória, ela estabelece a cena para tudo que se segue em meditação. Porque, assim como Zeki, em sua viagem interior, ele foi surpreendido pelo seu próprio egoísmo, a psicologia budista também procura revelar nosso apego baseado no medo para nossos próprios autoconceitos mal compreendidos e ultraconcretizados. Faz isso através da prática de mindfulness, amparando a mente da maneira que uma mãe ampara seu bebê: com atenção, cuidado e amor, ao mesmo tempo que não exagera ou cede ao desconforto do seu bebê. A meditação do dalai-lama sobre reconhecimento da mãe é uma maneira de reintroduzir essa postura essencial à mente. Ao ver todos os seres como sua mãe, a pessoa se lembra da própria capacidade não apenas para ser grata, mas também para contemplar seu próprio self da maneira que um pai ou uma mãe de primeira viagem contemplam seu precioso bebê.

Algumas pessoas pensam nessa postura mental simplesmente como "reparentalidade", mas não sinto que o termo lhe faça justiça. É mais como utilizar uma capacidade parental intrínseca em uma nova tarefa de desenvolvimento, em vez de apenas reparar um lapso de desenvolvimento. Nossa mente é como uma criança; a prática de mindfulness, como um bom terapeuta, ou um pai ou mãe bons o suficiente, "segura-a" para que possa crescer e cair em si. Com bastante prática e bastante paciência, os avanços acontecem. Assumem muitas formas idiossincráticas, mas em geral são de dois tipos.

Por um lado, existe um afrouxamento de identificação com o self conhecido; as pessoas veem seu autoconceito apenas como conceitos que surgiram e se acumularam em resposta aos desafios e às condições particulares da vida, mas que não têm uma realidade estigmatizante definitiva. Por outro lado, acontece um retorno a simplesmente "ser", posto em ação quando a conscientização torna-se dominante, quando a mente observadora se torna mais forte do que a que está sendo observada. Conforme essa capacidade de observação desenvolve-se, às vezes ocorre uma mudança. Em vez de uma parte da mente observar a outra – "eu" olhando "a mim mesmo" –, a coisa toda se desmorona e apenas "é". Estes são os estados zen de talidade que Winnicott também abordou ao descrever a "seidade" da conexão mãe-bebê, a reconstituição de perder o controle sem desmoronar. O contato com isso em um contexto adulto dá acesso a um manancial de energia positiva e inspiradora que carrega com ela uma sensação inerente de conexão.

O mais perto que Freud chegou de aprofundar essa experiência foi na correspondência que trocou durante treze anos com o poeta francês e ganhador do Prêmio Nobel Romain Rolland. Rolland foi influenciado pelos escritos do místico indiano Sri Ramakrishna e ficou ansioso para conhecer as ideias de Freud sobre o que ele chamou de "sensação oceânica". Esta sensação, Rolland escreveu, era, a seu ver, a origem de todo sentimento religioso. Ela proporcionava um sentido do eterno, de limites não perceptíveis: oceânico, ilimitado, incontido, uma "sensação de vínculo indissolúvel, de ser um com o mundo externo como um todo"[84]. Freud levou a descrição de Rolland a sério, e fez o possível para analisá-la e interpretá-la. No entanto, tomando-a apenas numa direção regressiva, chamou-a de uma restauração de narcisismo ilimitado e uma ressurreição de impotência infantil. Concluiu que as experiências religiosas dão satisfação lembrando-nos de sensações tranquilizadoras que tivemos quando bebês, mamando no seio materno. Acredito que ele estivesse correto, mas apenas parcialmente. Em essência, ele interpretou a sensação oceânica não como um retorno a "ser", mas como uma satisfação de necessidades "orais" primitivas. Na prática, sua interpretação sobre experiência religiosa passou a imperar no universo psicanalítico, pelo menos até recentemente, quando enfim a especialidade afastou-se da linguagem de apetites, impulsos e instintos, em direção a uma de relacionamento e vínculo.

Embora, com certeza existam experiências místicas ou meditativas de fusão e união que são satisfatórias nesse sentido, parece-me que Freud cometeu um erro ao olhar apenas pelos olhos de um bebê carente. Assim como a terapia, a prática de mindfulness budista baseia-se no cultivo não apenas da consciência de um bebê, mas também de sua mãe. Seria mais preciso dizer que isso possibilita um retorno ao entrosamento subjacente que nos liga uns aos outros, como expresso primeiramente na união mãe-filho. Se essa prática ressuscita alguma coisa é o ambiente acolhedor do genitor bom o suficiente, de modo que nossa própria mente ainda primitiva possa se desenvolver para além de sua tendência de se agarrar à sua própria percepção equivocada. Ao estabelecer isso, a meditação mindfulness, assim como a terapia, nos ajuda a ficar em paz com nossa história pessoal ao mesmo tempo que nos anima a não sermos demasiadamente definidos por elas. Manter essa dupla realidade é o que permite que *ser* transpareça. Isso não é vivenciado como um estado de fusão (em que uma pessoa ou coisa se dissolve na outra), mas sim como um estado de claridade, como se as barreiras conceituais de quem nós pensamos que somos tivessem sido erguidas da mente. John Cage tinha um bom modo de descrever isso. O engano, ele gostava de dizer, é "simplesmente uma falha em se ajustar imediatamente de um preconceito para uma realidade"[85]. Estamos cheios de preconceitos sobre nós mesmos e somos limitados por eles. Abrir espaço para a realidade do nosso ser não é algo que fazemos com facilidade.

A realidade que Cage tinha em mente, pelo menos em seu sentido formal, ocorre quando tanto o self quanto o outro (ou sujeito e objeto) perdem sua identidade concebida falsamente, permitindo que algo mais fundamental (como o som de uma mão, ou nossa interconectividade essencial, ou nossa intrínseca natureza cordial) seja descoberto. A visão de Cage de centros interpenetrantes é uma boa maneira de entender isso. Esse interser é nosso direito inato: seu modelo já está ali, em nossos relacionamentos íntimos mais antigos. Como o Buda descobriu, esse protótipo inicial pode ser redescoberto, nutrido e cultivado de modo a se tornar uma presença viva, um recurso interno acessível em meio à vida cotidiana. A terapia, como tenho visto, também pode abrir uma janela para isso.

Que esse potencial existe em todos nós é algo que inspirou Rolland, iludiu Freud e foi esclarecido por Cage e Winnicott. É a base e o apogeu da sabedoria budista. Um dos ensinamentos budistas mais profundos, datado do século I e atribuído a um sábio chamado Nāgārjuna, declara que a "nulidade é o útero da compaixão"[86]. "Nulidade" é outra palavra para vazio, para a falta de uma identidade fixa em pessoas e coisas. Isso significa insight na natureza insubstancial do self, mostra-nos nossa natureza relacional. Isso é reconhecimento da mãe pelo outro lado. Não apenas todos os seres foram nossa mãe, como também somos mãe para todos os seres: o útero da compaixão está ali, dentro de nós, à espera de ser redescoberto.

Quando percebemos a facilidade com que nos interpretamos mal, quando paramos de nos agarrar a conceitos concebidos falsamente de que somos limitados, isolados e sós, quando tocamos a base de *ser*, chegamos em casa.

Experimentei isso quase literalmente em minha última visita a Ram Dass, dois anos antes de ele morrer.[87] Foi minha própria versão da sensação oceânica, e permaneceu comigo desde então. Fazia mais de vinte anos que não o via (desde que ele perguntara se via meus pacientes como já sendo livres); apesar de ter conversado com ele várias vezes pelo telefone, não tinha planos de vê-lo novamente. Mas meu amigo Jack Kornfield me chamou um dia e disse que eu deveria ir a Maui, onde Ram Dass estava morando havia anos, para vê-lo pela última vez. Ram Dass era uma pessoa complicada. Sua persona era uma coisa, e sua personalidade era outra, mas Jack me contou que as coisas de fato tinham mudado. Ram Dass estava velho (à época, ele tinha 86 anos) e estava lidando com as devastações cada vez mais severas do AVC que o deixara paralisado vinte anos antes. Sua forma física estava terrível, mas aparentemente sua mente se tornara muito livre. Jack disse que Ram Dass tinha se tornado a pessoa que sempre pretendera ser, e eu deveria verificar por mim mesmo.

Fiquei intimidado de entrar em contato. Ram Dass tinha sido uma influência importante para mim, mas não éramos exatamente amigos. Era alguém que eu admirava e com quem aprendi, mas nunca me considerei parte de seu círculo mais íntimo. No entanto, Jack insistiu para que mandasse um e-mail e dissesse que queria ir, e garantiu que eu poderia ficar no quarto de hóspedes da casa de Ram Dass por alguns dias. Escrevi, e não demorou muito: em abril de 2017, fui a Maui para uma visita de três dias, em sua casa, numa propriedade que já fora uma antiga fazenda de cavalos, no litoral norte da ilha.

Nessa visita, Ram Dass não me provocou em relação a nada. Acolheu-me e foi muito generoso com o seu tempo. Assim que cheguei, esperei por ele no pátio atrás da casa, ao pôr do sol, depois de catorze horas de voo desde Nova York. Ele desceu do quarto, deslizando em sua cadeira de rodas em um pequeno elevador, a porta dos fundos da casa abrindo-se repentinamente enquanto ele descia e rodava para o terraço a tempo do jantar. Trazia um sorriso no rosto, enquanto registrava minha surpresa perante sua inesperada entrada pelos fundos. Três garças brancas haviam mergulhado no jardim.

Sua fala tinha melhorado desde a última vez que eu o vira, e ele me cumprimentou muito calorosamente.

– Agora passo muito mais tempo aqui – ele contou, apontando para seu peito. Entendi o que queria dizer. Não havia mais atuações para um mar de espectadores; agora ele estava pondo em prática o que sempre havia pregado, vivendo em conscientização ou, como às vezes ele dizia, em sua alma.

O mais surpreendente em estar com Ram Dass foi que ele não reclamava. Percebi o que Jack quis dizer em relação a ele. Era extraordinário. Precisava da ajuda de vários funcionários para ir ao banheiro, passar de sua cadeira de rodas para uma cadeira de jardim, e erguer e pousar o braço e a perna direita paralisados. Era atormentado por infecções crônicas e dolorosas no trato urinário, e ataques recorrentes de diverticulite. Sua fala, apesar da melhora que notei em minha chegada, permanecia hesitante, e com frequência ele tinha dificuldade em encontrar as palavras. Mas seu humor estava leve e alegre, e ele era claramente uma inspiração para as pessoas que o ajudavam. Era um prazer estar com ele e, apesar do seu evidente e intenso desconforto e cansaço, mostrou-se curioso sobre minha vida, minha família e meu trabalho. Uma noite, sentado à mesa de jantar com agregados da casa, Ram Dass apontou para mim sacudindo o dedo e disse para os outros:

– Ele é... ele é... o que vale a pena.

Até então, estava nervoso por me impor por um período tão extenso, mas seu comentário me fez relaxar. Fiquei muito feliz por sentir sua aprovação.

Na manhã seguinte, demos um passeio até o mar para nadar. Chovia, mas as segundas-feiras eram dias de praia, e o aplicativo climático prometera que do outro lado da ilha estaria ensolarado. A nadada semanal era uma tradição da qual eu tinha ouvido falar antes de chegar, mas não conseguia imaginar de fato como ocorreria. Nadar no mar com um homem de 86 anos, parcialmente paralisado, preso numa cadeira de rodas não era tarefa simples. Mas era uma espécie de peregrinação semanal, e havia pessoas à espera na praia para ajudar. Enquanto eu ia direto para as mornas águas havaianas, eles transferiram Ram Dass rapidamente de seu SUV para um barril de madeira improvisado, enfiaram-no dentro de uma roupa de mergulho e o envolveram num colete salva-vidas. Ele ficou ali sorrindo, enquanto era rodado para dentro da água e solto no oceano. Boiando, amparado pelo colete salva-vidas, Ram Dass chapinhou até mim, usando seu braço e sua perna bons. Eu já estava afundado na água, me divertindo. Sem me dar conta, outras quinze pessoas juntaram-se a nós; em sua maioria frequentadores de Maui, profissionais aposentados ou hippies envelhecidos, que obviamente conheciam a tradição semanal da nadada em grupo e vieram fazer parte dela.

Em terra, apesar de morar cada vez mais dentro de si mesmo, Ram Dass era prisioneiro da forma. Mas na água, livre do peso do corpo, ficou completamente ativo. Seus olhos brilhavam, o humor era contagiante, e a energia, forte. Irradiava felicidade e jovialidade. Enquanto os outros nadadores o rodeavam, Ram Dass esgueirou-se até mim na água:

– Somos um casulo de almas – cochichou em meu ouvido.

Isto foi antes que a Covid-19 tivesse transformado "casulo" em uma palavra corriqueira, e o uso que ele fez dela foi novo para mim. Mas imediatamente me dei conta de que era verdade. Éramos como um casulo de almas na água, acotovelando-se como baleias, enquanto as ondas rolavam à nossa volta. Então, ele apontou para um dos homens que nadava por perto.

– Ele é um dentista aposentado! – exclamou com uma risada. Ele sabia que eu ia entender a piada. Toda ambição de nossa vida inteira (um dentista!) juntando-nos naquele momento, balançando para cima e para baixo como crianças crescidas naquele mar sem fim.

Olhei para os outros nadadores à minha volta. A beleza de cada um deles atingiu-me profundamente. Não eram atraentes, mas cada um deles era de uma graça esplêndida, até radiante. Imagino que fosse a felicidade em comum que me deu aquela impressão.

Vi-me envolvido naquilo: na flutuação do mar, na leveza dos corpos, no calor do Sol, e no evidente prazer de Ram Dass. Era uma sensação oceânica, se algum dia existiu uma. Sem limite, sem contenção e eterna.

A próxima coisa que percebi, foi todo mundo cantando:

> *Row, row, row your boat*
> *Gently down the stream,*
> *Merrily, merrily, merrily, merrily...**

A simplicidade da música me deixou feliz. Era perfeita. Ondas suaves nos levaram para a praia. O grupo cantava os versos em turnos. Ram Dass chapinhava sozinho, com um sorriso largo, o restante de nós remando ao seu lado. As ondas eram suaves como num rio. E a frase "*merrily, merrily, merrily, merrily*" saiu rolando da garganta de cada um, como um daqueles aros de rodar com que as crianças europeias brincavam depois da guerra. Éramos de fato um casulo de almas, liberadas, para um interlúdio, dos confins de nossa individualidade física, cantando e nadando como uma só pessoa.

De volta à praia, Ram Dass logo foi despido de sua roupa de mergulho. Ele deixou claro que levaria todos para almoçar. Um restaurante tailandês vazio, num centro comercial, nos esperava. Ficou evidente que os proprietários já haviam visto aquele grupo – ou um grupo parecido – antes. Estavam eufóricos e prepararam uma longa mesa para vinte pessoas. Sentei-me em frente a Ram Dass, e o grupo espalhou-se ao nosso lado. Todos estavam de volta em seu corpo, e comecei a questionar a veracidade do que havia sentido no mar. Houve muita agitação quando uma garçonete começou a anotar pedidos para chá gelado tailandês. Algumas pessoas não queriam gelo; outras não podiam beber leite condensado; muitas preferiram

---

* A música a que o autor se refere é uma canção infantil, cuja tradução integral literal seria: Reme, reme, reme o seu barco/com delicadeza rio abaixo/feliz, feliz, feliz, feliz/ a vida não passa de um sonho. Na citação do autor falta a última frase: *Life is but a dream*, que é lembrada a seguir. (N. T.)

o delas sem açúcar, e algumas pediram adoçante. Algumas pessoas quiseram chá quente, outras, descafeinado. Uma mulher pediu para o grupo desligar o celular, uma vez que a radiação eletromagnética piorava sua artrite. Meus pensamentos críticos, ausentes durante minha permanência na água, começaram a fluir livremente. Sacudi a cabeça. Com a possível exceção de Ram Dass, mais interessado no almoço do que nas queixas à sua volta, agora estávamos todos nadando em nosso ego, inclusive eu.

No fundo da minha mente, no entanto, a cantiga de ninar prosseguia. Eu tinha sido tão arrebatado pelas remadas, pela correnteza e pelo delicioso som da palavra "*merrily*" (do inglês arcaico "*myriglice*", significando "agradavelmente" ou "melodiosamente"), que não tinha me preocupado em terminar a canção na minha cabeça. Mas agora sim: "A vida não passa de um sonho".

Os pedidos de chá gelado foram bastante difíceis para o grupo. Imagine o que aconteceu quando chegou a hora da sopa. Mas Ram Dass comeu com apetite. Eu estava cheio de pensamentos amargos e de reprovação, mas ele parecia alheio aos egos que reluziam à sua volta. Fiz contato visual com ele algumas vezes por sobre a mesa, e ele me deu um leve sorriso. Foi o suficiente para me tirar do meu humor grosseiro. Eu estivera duvidando do que sentira no mar, como se o ressurgimento da personalidade do nosso grupo negasse o que havia parecido tão real e vivo, tão unido e verdadeiro, apenas minutos antes. Mas aquele sorriso fugidio mostrou-me onde Ram Dass realmente estava. Ele sentiu meu desconforto, mas conseguia sustentar o paradoxo com o qual eu lutava. As duas realidades eram verdadeiras, e uma não anulava a outra. Foi um momento terapêutico, se é que existe algum. O mar e o restaurante, a alma e o ego, a inocência e a experiência, a afinidade e a separatividade: dois lados da mesma moeda. Todos aqueles entes já haviam sido minha mãe. E todos eram meus filhos. E agora estávamos todos almoçando juntos, um casulo de almas em um fluxo infinito de reuniões familiares.

Agora vejo que o que Ram Dass me mostrou naquele dia é o que tento mostrar a meus pacientes: a sensação de que existe algo mágico, algo maravilhoso, e algo em que acreditar percorrendo a nossa vida, não importa o quanto tenha sido ou possa se tornar tensa. Esta é outra versão da sensação oceânica, não uma volta a um desamparo infantil ou a um narcisismo primitivo, mas a subcorrente melodiosa, alegre e feliz que abençoa toda a nossa vida. Como Ram Dass repetiu sem parar em seus últimos anos: "*I am loving awareness*". Mas o que ele queria dizer com isso? "Eu sou a consciência amorosa" ou "Eu estou amando a conscientização"? Acho que, assim como com a maioria daquelas outras dicotomias, ele queria dizer as duas coisas.

O psicanalista Michael Eigen, em seu livro continuamente inspirador, *The Psychoanalytic Mystic* [O místico psicanalítico], chegou a essa misteriosa subcorrente vindo de outra direção. Em vez de induzir com algo como "*loving awareness*", ele se concentrou no submundo. Sua abordagem, mais próxima à contida no poema da cobra de D. H. Lawrence do que na sensação oceânica de Rolland, enfatizou o benefício resultante de um testemunho sem medo e, quando conveniente, de o indivíduo assumir responsabilidade por suas características mais vergonhosas, sem ficar fixado nelas. De certa maneira, Ram Dass, suportando seu AVC e seu sofrimento físico sem queixas, estava fazendo uma versão disso, aguentando tudo com muita leveza. Contudo, ele não tocava muito no assunto, preferindo permanecer cada vez mais em sua alma, como me contou na minha chegada.

Eigen, ao escrever sobre um dos seus heróis, o analista britânico Wilfred Bion (de cuja obra surripiei o título *Pensamentos sem pensador*), chegou a um lugar parecido através de um caminho diferente. Para mim, as duas abordagens – aquela do céu de consciência amorosa e a outra do submundo de turbilhão pessoal – se complementam e convergem no oceano. Eigen escreveu em seu livro, de modo tocante, sobre o poder da psicoterapia em incutir a fé que une esses dois mundos.

> Acredito que Bion esteja tentando descrever o pior em nós. E acredito que esteja tentando fazer algo mais. Sinto que esteja dizendo que devemos e podemos sobreviver ao pior, se nos dedicarmos a ser realmente compassivos conosco e uns com

os outros, se formos companheiros nas capacidades que nos constituem. Acho que uma das grandes experiências ao ler Bion é que repetidamente passamos pelo pior. Sobrevivemos a nós mesmos, desenvolvemos tolerância em relação a nós, abrimos espaços para nós [...]

Perante o pior que podemos vivenciar ou vislumbrar vivenciando (inclusive uma total destruição da experiência), Bion manteve uma fé de que a abertura para a última realidade desconhecida (de uma sessão, de um momento de uma vida) está de certo modo associada a processos de crescimento. Acredito que Bion devia estar perto de destruir toda possibilidade de bondade na vida, e que fale a partir de sua própria experiência de sobreviver à grande destruição. Acho que ele deve ter descoberto por si só que a vida irrompe no vale da sombra da morte [...] Acredito que Bion sempre teve um olhar para o pano de fundo da destruição. Esteve sempre encarando o horror de si mesmo. Uma fé em que, apesar de todos os horrores, a experiência vale a pena, é diferente do uso da fé para evitar a experiência. A fé pela qual Bion lutou estava ligada à intensidade de viver e ao risco de abertura. Winnicott [...] e Bion compartilham a convicção de que o verdadeiro objeto da experiência é um self originário e desarmado. Processos de internalização são necessários para um self totalmente desenvolvido e humano, mas algo originário transparece. Acho que esses autores gostariam do *koan* zen: "Qual era seu rosto original, antes de você nascer?" [...] [Ambos] apontam para, e crescem com, momentos de verdadeira vivência, nos quais novas possibilidades de experiência estimulam o self.[88]

Se for para sermos realmente compassivos em relação a nós mesmos e aos outros, podemos e devemos sobreviver ao pior. O que poderia ser mais verdadeiro? Intensidade de viver e risco de abertura. O que poderia ser melhor? Uma paciente minha brincou certa vez sobre como escrever suas memórias a tinha ajudado a lidar com uma tragédia súbita e inimaginável, que havia virado sua vida de cabeça para baixo: "Escrever é um tipo de agonia muito melhor do que tentar esquecer"[89].

O mesmo poderia ser dito tanto da meditação quanto da psicoterapia. Cada uma delas encoraja uma determinação para encarar os horrores da vida, aqueles que habitam dentro, e os que são impostos de fora, com uma coragem e uma confiança que podem ser difíceis de reunir de outro modo. Por mais que tentemos, não podemos apagar nossa história, mas ao aprender a encará-la com benevolência, como tantos dos meus pacientes conseguiram fazer, entramos na corrente que flui suavemente, embora nem sempre com alegria, para a paz interior.

Apenas um koan *importa:*
você.

IKKYŪ

AGRADECIMENTOS

A todos os pacientes que com tanto cuidado e gentileza permitiram que suas conversas pessoais se tornassem material para este livro, agradeço pelas contribuições, reflexões, por sua generosidade e seu apoio.

A Ann Godoff, pela orientação e incentivo tão necessários, do começo ao fim, e a Casey Denis, por ir até o final; a Jonathan Cott, por um manancial de poesia zen que continua a encantar; a Michael Vincent Miller, pela inocência depois da experiência; a Robert Thurman e Sharon Salzberg pela contínua revelação da profundidade da sabedoria do Buda; a Daniel Goleman e Amy Gross, por lerem as primeiras versões deste trabalho; a Donna Tartt, pela gentileza de ter me chamado a atenção para o poema da cobra, de D. H. Lawrence; a Lili Chopra, por me convidar a explorar a importância de John Cage para a psicoterapia; a Jack Kornfield, por insistir para que eu visitasse Ram Dass no Havaí; a Lucienne Vidah, pela orientação delicada e pelo alinhamento estrutural; e a Andrew Fierberg, por sua amizade durante a realização deste livro e mais.

A Anne Edelstein, por fazê-lo acontecer; a Sherrie Epstein, minha mãe, por sua franqueza, resiliência e amor; e à minha família, Sonia, Will e Arlene, por tudo que fazem e tudo que são.

NOTAS

INTRODUÇÃO

[1] Para um relato mais extenso desse acontecimento fundamental na vida do Buda, ver o capítulo 7 do meu livro *The Trauma of Everyday Life* (Nova York: Penguin Press, 2013), pp. 114-17.

[2] Laura Lynne Jackson, *The Light Between Us* (Nova York: Dial, 2016).

[3] Casey Schwartz, "Taking Ayahuasca When You're a Senior Citizen", *New York Times* (17 out. 2019).

[4] Gary Snyder, "Just One Breath: The Practice Poetry and Meditation", *Tricycle: The Buddhist Review* 1, n. 1 (outono de 1991), pp. 54-61.

[5] Ram Dass e Mirabai Bush, *Walking Each Other Home: Conversations on Loving and Dying* (Boulder, CO: Sounds True, 2018).

[6] Comunicação pessoal do escritor e terapeuta Michael Vincent Miller, outono de 2017.

[7] Upaddha Sutta, *Samyutta Nikāya*, SN 45.2.

PARTE UM: PENETRANDO NA MÍSTICA

[8] Paul Reps e Nyogen Senzaki, orgs, Zen Flesh, Zen Bones: *A Collection of Zen and Pre-Zen Writings* (Nova York: Anchor/Doubleday, 1958), p. 22.

CAPÍTULO UM: PAZ INTERIOR

[9] Herbert Benson e Mark Epstein, "The Placebo Effect: A Neglected Asset in the Care of Patients", *Journal of the American Medical Association* 232, n. 12 (23 de junho de 1975), pp. 1225-27.

[10] Herbert Benson, John W. Lehmann, M. S. Malhotra, Ralph F. Goldman, Jeffrey Hopkins e Mark D. Epstein, "Body Temperature Changes during the Practice of gTum-mo Yoga", *Nature* 295 (jan. 1982), pp. 234-36.

[11] Para mais sobre o assunto, ver meu livro *Psychotherapy without the Self* (New Haven: Yale University Press, 2007), pp. 60-64.

CAPÍTULO DOIS: O CAMINHO DA INVESTIGAÇÃO

[12] Ver Nyanaponika Thera, *The Heart of Buddhist Meditation* (Nova York: Samuel Weiser, 1962).

[13] Hayao Kawai, *Buddhism and the Art of Psychotherapy* (College Station: Texas A&M University Press, 1996).

[14] Todos os versos de pastoreio de boi são de Yamada Mumon, *Lectures on The Ten Oxherding Pictures*, trad. Victor S. Hori (Honolulu: University of Hawaii Press, 2004).

[15] Chao-chou (778-897), "Recorded Sayings", #347, em *Zen Sourcebook: Traditional Documents from China, Korea, and Japan*, ed. Stephen Addiss (Indianápolis: Hackett, 2008), p. 81.

[16] Lucien Stryk, introdução a The *Penguin Book of Zen Poetry*, ed. Lucien Stryk e Takashi Ikemoto (Londres: Penguin, 1977), p. 21.

[17] Poema de Hoin em *The Penguin Book of Zen* Poetry, p. 11.

PARTE DOIS: UM ANO DE TERAPIA

[18] D.W. Winnicott, "The Use of an Object and Relating through Identifications", em *Playing and Reality* (Londres: Routledge, 1971), p. 87.

CAPÍTULO TRÊS: INVERNO

[19] Chao-chou, "Recorded Sayings", em *Zen Sourcebook: Traditional Documents from China, Korea and Japan*, ed. Stephen Addiss (Indianápolis: Hackett, 2008), p. 75.

[20] Audrey Yoshiko Seo e Stephen Addiss, *The Sound of One Hand: Paintings and Calligraphy by Zen Master Hakuin* (Boston: Shambhala, 2010), p. 161. Também me referi a essa caligrafia em meu prefácio à edição de 2013 de *Thoughts Without a Thinker* (Nova York: Basic Books), pp. xviii-xxii.

[21] Sigmund Freud, "The Dinamics of Transference" (1912), em *The Standard Edition of the Complete Psychological Works of Sigmund Freud*, v. 12, 1911-1913, ed. James Strachey (Londres: Hogarth Press, 1958).

[22] Seo e Addis, *Sound of One Hand*, p. 152.

[23] Adam Phillips, *Unforbidden Pleasures* (Londres: Hamish Hamilton, 2015), p. 115.

[24] Miranda Shaw, *Passionate Enlightenment* (Princeton, NJ: Princeton University Press, 1994).

[25] Adam Phillips, *Missing Out: In Praise of the Unlived Life* (Londres: Hamish Hamilton, 2012), pp. 58-59.

[26] D. W. Winnicott, *Human Nature* (Nova York: Routledge, 1988), pp. 137-38.

CAPÍTULO QUATRO: PRIMAVERA

[27] D. T. Suzuki, "Lectures on Zen Buddhism", em *Zen Buddihism and Psychoanalysis*, ed. Erich Fromm, D. T. Suzuki e Richard DeMartino (Nova York: Harper Colophon, 1960), pp. 30-31.

[28] John Cage, "Music of Sound and Sound of Music", *Inquiring Mind* 3, n. 2 (inverno 1986), pp 4-5.

[29] Sigmund Freud, "Analysis of a Phobia in a Five-Year-Old Boy" (1909), em *The Standard Edition of the Complete Psychological Works of Sigmund Freud*, v. 10, ed. James Strachey (Londres: Hogarth, 1955), p. 23.

[30] John Cage, entrevista a Roger Reynolds, em *Catalogue of Works and Recordings by Robert Dunn* (Nova York: Henmar Press, 1962), p. 47.

[31] Chao-chou, "Recorded Sayings" em *Zen Sourcebook: Traditional Documents from China, Korea, and Japan*, ed. Stephen Addiss (Indianápolis: Hackett, 2008), p. 76.

[32] Adam Phillips, "The Story of the Mind", em *The Mind Object: Precocity and Pathology of Self-Sufficiency*, eds. Edward G. Corrigan e Pearl-Ellen Gordon (Northvale, NJ: Jason Aronson, 1995), p. 235.

[33] *The Penguin Book of Zen Poetry*, ed. Lucien Stryk e Takashi Ikemoto (Londres: Penguin, 1977), p. 21.

[34] Poema de Bakusui (1720-1783) em *The Penguin Book of Zen Poetry*, p. 126.

[35] Ikkyū, *Crow with no Mouth: Ikkyū, 15th Century Zen Master*, trad. Stephen Berg (Port Townsend, WA: Copper Canyon Press, 1989), p. 75.

[36] Poema de Mizuta Masahide (1657-1723) em *The Penguin Book of Zen Poetry*, p. 127.

[37] John Cage, *A Year from Monday: New Lectures and Writings*, 1. ed. em brochura (1963; repr. Middletown, CT: Wesleyan University Press, 1969), p. 133.

[38] *Unforbidden Pleasures* (Londres: Hamish Hamilton, 2015), p. 119.

[39] Phillips, *Unforbidden Pleasures*, p. 121.

CAPÍTULO CINCO: VERÃO

[40] Paul Foster, *Beckett and Zen: A Study of Dilemma in the Novels of Samuel Beckett* (London: Wisdom, 1989), p. 93.

[41] Chao-chou, "Recorded Sayings", em *Zen Sourcebook: Traditional Documents from China, Korea and Japan*, ed. Stephen Addiss (Indianapolis: Hackett, 2008), p. 82.

[42] Adam Phillips, "The Story of the Mind", em *The Mind Object: Precocity and Pathology of Self-Sufficiency*, eds. Edward G. Corrigan e Pearl-Ellen Gordon (Northvale, NJ: Jason Aronson, 1995), p. 234.

[43] D. W. Winnicott, *Babies and Their Mothers* (Reading, MA: Addison-Wesley, 1988), p. 36.

[44] Adam Phillips, *Unforbidden Pleasures* (Londres: Hamish Hamilton, 2015), p. 114.

[45] Poema de Nakagawa Otsuyu (1674-1739), em *The Penguin Book of Zen Poetry*, eds. Lucien Stryk e Takashi Ikemoto (Londres: Penguin,1977), p. 127.

[46] Poema de Kobayashi Issa (1763-1828), em *The Penguin Book of Zen Poetry*, p. 106.

[47] Stephen Berg, prefácio para *Crow with No Mouth: Ikkyū, 15th Century Zen Master*, trad. Stephen Berg (Port Towsend, WA: Copper Canyon Press, 1989), p. 15.

[48] Poema de Ikkyū (1394-1481), *Crow with No Mouth*, p. 24.

[49] Poema de Ikkyū, *Crow with No Mouth*, p. 25.

[50] Nobuyuki Yuasa, *The Year of My Life: A Translation of Issa's Oraga Haru* (Berkeley: University of California Press, 1960), p. 85.

[51] Poema de Issa (1763-1828) em Yuasa, *The Year of My Life*, p. 11.

[52] D. W. Winnicott, "Hate in the Counter-Transference", *International Journal of Psychoanalysis* 30 (1949), p. 72.

[53] John Cage, *A Year from Monday: New Lectures and Writings by John Cage*, 1. ed. em brochura (1963; repr. Middletown, CT: Wesleyan University Press, 1969), p. 138.

[54] Poema de Issa (1763-1828) em Yuasa, *The Year of My Life*, p. 138.

[55] Terry Real, *Fierce Intimacy: Standing Up to One Another with Love* (Boulder, CO: Sounds True, 2018).

CAPÍTULO SEIS: OUTONO

[56] Karen Armstrong, *Buddha* (Nova York: Penguin, 2001), p. 66.

[57] John Tarrant, *Bring Me the Rhinoceros: And Other Zen Koans That Will Save Your Life* (Boulder, CO: Shambhala, 2008), pp. 2-3.

[58] Tarrant, *Bring Me the Rhinoceros*, p. 3.

[59] Poema de Matsuo Bashō (1644-1694), em *The Penguin Book of Zen Poetry*, eds. Lucien Stryk e Takashi Ikemoto (Londres: Penguin, 1977), p. 89.

[60] Chao-chou, "Recorded Sayings", em *Zen Sourcebook: Traditional Documents from China, Korea and Japan*, ed. Stephen Addiss (Indianápolis: Hackett, 2008), p. 79.

[61] Richard Kostelanetz, *Conversing with Cage* (Nova York: Routledge, 2003), p. 44.

[62] Kostelanetz, *Conversing with Cage*, p. 44.

[63] D. W. Winnicott, "The Development of the Capacity for Concern" (1963), em *The Maturational Processes and the Facilitating Environment: Studies in the Theory of Emotional Development* (Madison, CT: International Universities Press, 1965), p. 76.

[64] D. W. Winnicott, *Babies and Their Mothers* (Reading, MA: Addison-Wesley, 1988), p. 102.

[65] D. W. Winnicott, "Transitional Objects and Transitional Phenmena", em *Playing and Reality* (Londres: Routtledge, 1971), p. 2.

[66] Para mais material sobre objetos transicionais, ver Winnicott, *Playing and Reality*, pp. 1-25.

[67] Tarrant, *Bring Me the Rhinoceros*, p. 3.

[68] Tarrant, *Bring Me the Rhinoceros*, p. 37.

[69] Jon Kabat-Zinn, *Full Catastrophe Living: Using the Wisdom of Your Body and Mind to Face Stress, Pain, and Illness* (Nova York: Delacorte Press, 1990).

[70] Bhadantācariya Buddhaghosa, *The Path of Purification: A Classic Textbook of Buddhist Psychology*, v. 1, trad. Bhikkhu Nānamoli (Berkeley, CA: Shambhala, 1976).

[71] Jessica Benjamin, *The Bonds of Love: Psychoanalysis, Feminism, and the Problem of Domination* (Nova York: Pantheon, 1988), pp. 86-87.

[72] Winnicott, "Development of the Capacity", p. 82.

[73] D. W. Winnicott, "Fear of Breakdown" (1963), em *Psycho-Analytic Explorations* (Cambridge, MA: Harvard University Press, 1989), p. 94.

[74] Poema de Kobayashi Issa (1763-1828) *em The Penguin Book of Zen Poetry*, p. 108.

[75] Richard Wilhelm, *The I Ching or Book of Changes* (Princeton, NJ: Princeton University Press, 1950), p. 86.

[76] Winnicott, "Creativity and Its Origins", em *Playing and Reality*, p. 65.

[77] Winnicott, "Creativity and Its origins", p. 80.

[78] Winnicott, "Creativity and Its Origins", p. 81.

PARTE TRÊS: A PASSAGEM PARA A UNICIDADE

[79] Chao-chou, "Recorded Sayings", em *Zen Sourcebook: Traditional Documents from China, Korea, and Japan*, ed. Stephen Addiss (Indianápolis: Hackett, 2008), p. 79.

CAPÍTULO SETE: BENEVOLÊNCIA

[80] D. W. Winnicott, "The Use of an Object and Relating through Identifications", em *Playing and Reality* (Londres: Routledge, 1971), pp. 86-87.

[81] Jeffrey Hopkins, prefácio para *Kindness, Clarity and Insight*, pelo 14º dalai-lama, Sua Santidade Tenzin Gyatso, trad. e ed. Jeffrey Hopkins (Ithaca, NY: Snow Lion, 1984), p. 1.

[82] Gyatso, *Kindness, Clarity And Insight*, p. 32.

[83] Gyatso, *Kindness, Clarity And Insight*, p. 33.

84 Sigmund Freud, *Civilization and Its Discontents* (1930), em *The Standard Edition of the Complete Psychological Works of Sigmund Freud*, v. 21, 1927-1931, *The Future of an Illusion, Civilization and Its Discontents and Other Works*, ed. James Strachey (Londres: Hogarth Press and Institute of Psycho-Analysis, 1961), p. 72.

85 John Cage, *Silence* (Middletown, CT: Wesleyan University Press, 1961), p. 170.

86 Mensagem de e-mail de Robert Thurman ao autor, 20 de agosto de 2020: "Shūnyatā-karuṇā-garbham remete ao rosário precioso de Nāgārjuna (para alguns Guirlanda Preciosa), onde há parte de sua descrição do mais avançado ensino. Está junto a *advayam* (não dual), *gambhīram* (profundo) *bhīrubhishanam* (amedrontador para os tímidos) e *bohi-sādhanam* (iluminação na prática, ou no desempenho). O complexo pode ser analisado de diversas maneiras. Eu o traduzi como 'nulidade o útero da compaixão' significando que a nulidade como relatividade não dual leva à realização da incondicionalidade do relativo, daí a total interligação de uma pessoa com outras, em uma unicidade empática inconcebível com elas, em mente e corpo, ambos sentindo o que estão sentindo e com mais profundidade, felizmente, o que têm de sabedoria e amor escondido no âmago mais recôndito. Com frequência, os dois se opõem entre si, portanto é inconcebível para a mente binária conceitual".

87 Uma versão anterior dessa viagem foi descrita em meu artigo "Already Free: A Swim with Ram Dass is a Dip into Egolessness", *Tricycle: The Buddhist Review* (primavera 2019). Republicado em John David, *Meetings with Remarkable People* (Hitdorf no Reno, Alemanha: Open Sky, 2020), pp. 313-320.

88 Michael Eigen, *The Psychoanalytic Mystic* (Binghamton, NY: Esf, 1998), p. 34.

89 Sonali Deraniyagala, autora de *Wave* (Nova York: Knopf, 2013), citado em Teju Cole, "A Better Quality of Agony", *New Yorker*, 27 de março de 2013.